创新教育"互联网+"中医技法丛书

针罐准绳示范教程

周志杰　王强虎　主　编

U0189414

中国科学技术出版社
·北 京·

图书在版编目（CIP）数据

针罐准绳示范教程 / 周志杰，王强虎主编 . —北京：中国科学技术出版社，2020.4

ISBN 978-7-5046-8488-2

Ⅰ．①针… Ⅱ．①周… ②王 Ⅲ．①针刺疗法 - 教材 ②拔罐疗法 - 教材 Ⅳ．① R245.3 ② R244.3

中国版本图书馆 CIP 数据核字（2019）第 275611 号

策划编辑	崔晓荣
责任编辑	崔晓荣　张　晶
装帧设计	华图文轩
责任校对	邓雪梅
责任印制	马宇晨

出　　版	中国科学技术出版社
发　　行	中国科学技术出版社有限公司发行部
地　　址	北京市海淀区中关村南大街 16 号
邮　　编	100081
发行电话	010-62173865
传　　真	010-62179148
网　　址	http：//www.cspbooks.com.cn

开　　本	720mm×1000mm　1/16
字　　数	220 千字
印　　张	18.25
版　　次	2020 年 4 月第 1 版
印　　次	2020 年 4 月第 1 次印刷
印　　刷	北京中科印刷有限公司
书　　号	ISBN 978-7-5046-8488-2/ R・2490
定　　价	56.00 元

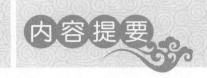

内容提要

　　本书简要介绍了针罐疗法的基础知识，详细介绍了针罐疗法操作技术，针罐疗法经穴常识，针罐疗法治疗常见内科、外科、皮肤科、妇产科、儿科、五官科疾病；拔罐疗法使用的常见罐具，以及针刺和拔罐疗法治疗常见病应注意的具体细节和注意事项。为便于读者操作，全书中配有插图近百幅。全书融科学性、实用性、安全性为一体，既可供患者及家庭用于保健美容、防病祛病，也可供医务人员参考阅读。

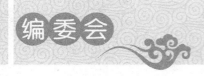

编委会

主　编　周志杰　王强虎

副主编　秦金霞　张福会　张若平　安军明

主　审　贾成文　雷正权

长安周氏针灸流派传承团队

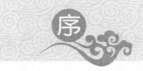

序

　　神农尝百草，伏羲制九针，自古先贤，济世救危。明末清初，周氏先祖以其仁爱之心，研习岐黄，灵性智慧，妙造独悟，创立长安周氏针灸，迄今已逾400余载。史料追溯，自古长安中医，百家争鸣，医道纷呈，然以针灸擅长而闻名者，则首推周氏针灸一脉，时至民国，香火不绝，历经数代。周氏针灸，其学术之积累，临证资料之宏富，令人目不暇接，难以究诘。

　　时值近代，周氏志杰，幼承庭训，勤奋自立，精研古籍，稍长随其祖父，游历周边，遍访名师，其医术日见精进，以针术名噪乡里。时至上世纪己亥年丙子月，为国尽力，入伍行医，怀报国之心，挟济人之术，医名鹊起，深受官兵之爱戴。后退伍返古都长安，受聘中心医院，潜心医学，秉承家技，以针灸见长，中西结合，师古不泥，创立众多实用针灸之法，其出众者，针罐疗法享誉一方。周氏志杰众弟子，多为中医后起之新秀，受周氏志杰心传口授，学识渊博，既往开来，运用周氏绝学，功至臻境，屡起沉疴，活人无数，以至求医周氏针灸者日以百计。

　　长安周氏针灸临证之经验，浩如烟海，惟有探微索隐，精心体悟，方能识契真要，取精用弘，惠及后代。周氏针罐临证主张辨病、辨时、辨证、辨经，理、法、方、穴、术一脉相承，针罐合一，气至病所。后学之辈，惟有苦心孤诣，方能精研秘宗。周氏志杰闲暇之余，率领众弟子，整理针罐疗法，使中医针之与罐，相得益彰，实为同道之楷模。

"道可道，非常道。"《针罐准绳示范教程》一书为长安周氏针灸同道智慧之结晶，虽不能包治百病。但确实能颠覆人们对针刺效果的认识，运用得当，对于某些疾病确实可以达到"效之信，若风吹云，明乎若见苍天"之疗效。周氏志杰为我针灸之同道，年逾古稀，勤求古训，博览群书，孜孜不倦，精益求精。有感于其传承长安周氏医学之使命，有感于其让周氏"针罐疗法"呈现医坛之宏愿，造福人类。受周氏志杰之邀，谨以为序。

中国针灸学会理事
陕西省针灸学会副会长　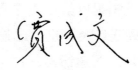
陕西中医药大学教授

前言

　　俗话说:"针灸拔火罐,病好一大半。"针灸和拔罐作为一种临床常见病治疗手段,为人类的健康和繁衍作出了巨大的贡献。针灸、拔罐都是通过刺激穴位达到治病及保健的目的,是传统中医治病的常用疗法。针灸、拔罐疗法皆为中医外治法中的重要手法,并都以中医经络穴位学知识为基础,广泛应用于临床各科疾病的治疗。现代科学研究也在很多方面证实了二者皆具有良好的临床疗效。

　　特别是针对大众的火罐疗法,具有脱敏、止咳平喘、消炎、活血、散寒、增强免疫力的功能和功效。拔罐疗法有火罐法、水罐法、针罐法、药罐法、走罐法、抽气罐法、挤压罐法等多种。罐具可分竹罐、陶罐、瓷罐、玻璃罐、金属罐(铁、铜、铝罐由于传热快已被淘汰),此外凡是口小腔大、口部光滑平整、不怕热,能产生一定吸拔力的器具(如杯、瓶等)均可选用。火罐法常与针罐、药罐、灸罐、红外线罐配合应用。而这些使用方法对于绝大多数人来说可能相对陌生,所以编写一本适合于广大读者阅读的关于针刺和拔罐的科普读物一直是笔者的心愿。

　　基于此,本书以大众读者和基层医务工务者为阅读对象,系统地介绍了针刺、刺血、拔罐、针罐相结合防病治病的一些基本知识。在此书中,笔者将多年的临床经验进行了总结。由于笔者水平有限,不当之处,希望读者给以斧正。

编著者

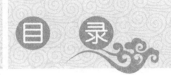

目 录

第3章　针罐疗法经穴常识

第4章　内科常见病症针罐治疗

第 5 章　外科常见病症针罐治疗

第 6 章　皮肤科常见病症针罐治疗

第 7 章　妇产、小儿常见病症针罐治疗

第8章　五官科常见病症针罐治疗

附：国家标准人体经络穴图挂图

第1章 针刺与刺血疗法基本操作

一、毫针疗法

1. **毫针的结构** 刺法和灸法都是通过对穴位的刺激，激发经络的功能来调整气血、平衡脏腑阴阳，达到扶正祛邪、治疗疾病的目的。针刺中的行针得气是保证针法疗效的重要手段，也是实施补虚、泻实手法的基础，而合理的针刺操作又需要熟练的技巧、完好的针具、适当的体位和患者的积极配合。因此，要掌握和运用好针刺方法，就必须熟悉有关针刺法的基础知识。

现代所用毫针多为不锈钢制成，但也有金银或者合金制成的，其结构共分五个部分（图1-1）。

（1）针尖：指针的前端锋锐部分，又称针芒。

（2）针身：指针尖与针柄之间的部分，又称针体，毫针的长短、粗细规格主要指此而言。

（3）针根：指针身与针柄连接的部分。

（4）针柄：针的一端用金属丝缠绕呈螺旋状，便于执针的部分。

（5）针尾：针柄的末端，一般用金属丝（铜丝或铝丝）缠绕，呈圆筒状。

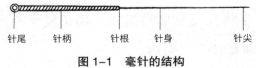

针尾　　针柄　　针根　　针身　　针尖

图1-1　毫针的结构

2. **毫针的规格** 毫针的规格主要以针身的长短和粗细来分：26号为

0.45mm，27号为0.42mm，28号为0.38mm，29号为0.34mm，30号为0.32mm，31号为0.30mm，32号为0.28mm，35号为0.26mm，34号为0.23mm。毫针规格见表1-1、表1-2。

表1-1　毫针的长度规格

寸	0.5	1.0	1.5	2.0	2.5	3.0	3.5	4.0	4.5
毫米	15	25	40	50	65	75	90	100	115

表1-2　毫针的粗细规格

号　数	26	27	28	29	30	31	32	33	34
直径（毫米）	0.45	0.42	0.38	0.34	0.32	0.30	0.28	0.26	0.23

3．毫针的选择和检查　毫针要尖而不锐，圆而不钝，形如松针者为佳，针尖不可有卷毛或钩曲，也不可过于尖锐或过于圆钝。针身要光滑挺直，上下匀称，坚韧而富于弹性，凡针身有剥蚀、锈痕及弯曲者，均不宜使用，以防断针。针根要牢固，不能有剥蚀及松动现象，针根处如有剥蚀则容易折断，必须注意。针柄以金属丝缠绕紧密均匀为佳，不能松动，同时注意以选择长短适中的为宜，即针柄要与针身对称，针柄过长，在浅部留针或置艾绒时可发生针柄倒垂现象；如过短则在运用手法时手指不易着力。

此外，选择毫针时要注意针的弹性和韧性，使用前应注意选择长短、粗细适中的针具，因而检查针具的质量也就显得十分重要。检查针尖主要是看针尖有无卷毛或钩曲现象。检查方法可用右手拇指中指执针柄，一面捻转，一面用同手环指抵住针尖，如有钩曲可察觉出来；或用棉球裹住针身下端，右手将针反复旋转退出，如果发觉不光滑，或退出后针尖上带有棉絮者，即是针尖有毛钩。

（1）检查针身：针身有弯曲或斑驳明显，肉眼容易察觉。若弯曲少而不明显者，可将毫针针体平放在桌面上慢慢滚动，如果某处不能与桌面紧贴，有拱形隆起者，即表示该处有弯曲。针身的锈斑剥蚀较小者，须用放大镜细心检查。

（2）检查针柄：主要看针柄是否松动，可用右手执针柄，左手指紧捏针身，两手稍用力离合拉送，或向相反的方向转动，如果有松动很容易检查出来。

毫针损坏后，除了剥蚀，弯折过重以及断裂不能修理者弃之不用外，一般均可设法修理继续使用，修理方法如下。

①针尖：针尖卷毛或折断时，可用细砂纸或细磨石重新磨尖，要注意针尖的圆度和锐度是否适当，在细磨石上磨时可以示指压住针身下段，按所需角度缓慢斜磨，一面微微转动针身，使针尖边滚边擦地磨到合适标准为止。

②针身：修理针身应注意锈蚀、斑剥和弯曲，如有斑剥、锈蚀可用除锈油、细砂纸或去污粉等擦拭，如针身不直，可以把弯曲的针身用手捋直。捋针的方法是用一手的拇、示指捏住针柄，另一手的拇、示指用棉球或软布挟住针，由针身根向针尖方向捋勒，挟住针的两指，在滑过弯曲时用适度指力向拱形隆起部分压捋，连续数次，便可将针身捋直。若针身弯曲较多者，可先将针身勒成一个大弯，然后向相反的方向勒直。有不能捋直的硬折弯的针则弃之不用。

③针柄：针柄所绕之金属丝如果松动，须将金属丝放开，拉直后重绕，如有损坏者，应另换金属丝缠绕。

4.针刺前的准备　做好针刺前的准备工作，是保证治疗顺利进行、防止意外发生的重要保证。

（1）术前解释：对于初次接受针刺治疗的患者，应让他们了解针刺治病的常识，以达到使其消除顾虑、积极配合的目的。主要告知事项应包括精神不要紧张、不要空腹、不要过于疲劳、不要酗酒，进针后不要随意变动体位，如有不适应及时告知等。

（2）穴位消毒：选用1%的碘伏与75%乙醇的混合液，从穴位中心向外周旋涂消毒。同时，操作者的手也应严格消毒。

（3）针具消毒：①高压消毒：将针具用纱布包好装于针盒内，放入高压消毒锅内，气压维持在100kPa（15磅）、温度维持在120℃，持续15分钟即可。②煮沸消毒：将针具用纱布包好放置在清水锅内，待水沸腾后再煮10～15分钟即可。也可将清水中加入2%重碳酸钠溶液，以提高水的沸点。③药物消毒：将针具放入75%的乙醇中，浸泡30分钟；或放入0.1%的苯扎溴铵溶液中浸泡30分钟，现在多采用一次性灭菌针头。

5.进针法　临床上一般用右手持针操作，主要是拇、示、中指夹持针柄，其状如持笔，故称右手为"刺手"。其作用是持握针具，实施手法操作。用左手抓切按压所刺部位或辅助针身，故称左手为"押手"，其作用是固定腧穴的位置，夹持针身，以利于进针，减少刺痛和协助调节、控制针感。临床常用的进针方法如下。

（1）单手进针法（图1-2）：多用于较短的毫针。用右手拇、示指持针，中指端紧靠穴位，指腹抵住针体中部，当拇、食指向下用力时，中指也随之屈曲，将针刺入，直至所需的深度。

（2）指切进针法（图1-3）：用左手拇指或指端切按在腧穴位置上，右手持针，仅靠左手指甲面将针刺入腧穴。此法适用于短针的进针。

（3）夹持进针法（图1-4）：用左手拇、示二指夹持针身下端，将针尖固定在所刺腧穴的皮肤表面，右手捻动针柄，将针刺入腧穴。这种方法适用于长针的进针。

（4）舒张进针法（图1-5）：左手五指平伸，示、中两指稍稍分开置于穴位两旁并向两边撑开，使皮肤绷紧，右手持针从左手中、示两指间将针刺入穴位。此法适用于皮肤松弛部位的腧穴。

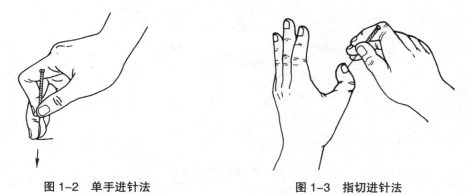

图 1-2　单手进针法　　　　　　　　图 1-3　指切进针法

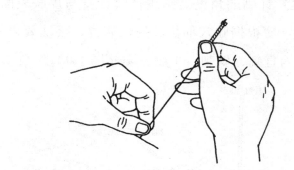

图 1-4　夹持进针法

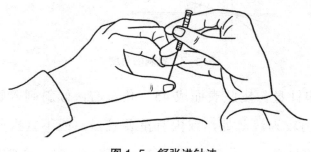

图 1-5　舒张进针法

（5）提捏进针法（1-6）：用左手拇、示两指将所刺腧穴部位的皮肤提起，右手持针，从捏起的皮肤上端将针刺入。此法适用于皮肤浅薄部位的腧穴。

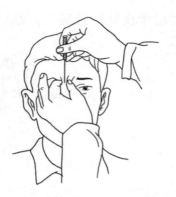

图1-6　提捏进针法

6．针刺的角度　针刺的角度是指进针时针身与皮肤表面所构成的夹角。其角度的大小，应根据腧穴部位、病性病位、手法要求等特点而定。针刺的角度一般分为直刺、斜刺、平刺三类（图1-7）。

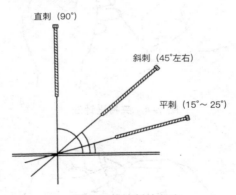

图1-7　针刺的角度

（1）斜刺即针身与皮肤表面成45°角左右，倾斜刺入腧穴。斜刺法适用于针刺皮肉较为浅薄处，或内有重要脏器，或不宜直刺深刺的腧穴和在关节部位的腧穴，在使用某种行气、调气手法时，亦常用斜刺法。

（2）直刺即针身与皮肤表面成90°角，垂直刺入腧穴。直刺法适用于针刺大部分腧穴，尤其是肌肉丰厚部位的腧穴。

（3）平刺又称横刺、沿皮刺，即针身与皮肤表面成15°角左右，横向刺入腧穴，平刺法适用于皮薄肉少处的腧穴。如头皮部、颜面部、胸骨部腧穴，透穴刺法中的横透法和头皮针法、腕踝针法，都用平刺法。

7. 针刺的深度与运针手法　针刺深度在历来文献中均有原则性的论述，但临床实际操作中，主要应依据患者的年龄大小、体形胖瘦、针刺部位、病情需要来综合分析。一般而言，四肢部、臀部、腰骶部可适当深刺；胸背、项背、脊柱正中和有大血管的部位不宜深刺。

毫针刺入穴位后，为了使患者产生针感效应，或进一步调整针感强弱，以及使针感向某一方向传导而采用的操作方法，称为"运针""行针"。运针后，针刺部位产生了经气感应，称为"得气"。得气的感应为酸、麻、胀、痛或抽搐，有时也产生温热、凉爽、烧灼、触电样感，在针刺部位下向远端放散，同时医者针下有沉紧、沉涩、沉重感。

（1）针刺的手法练习：取棉团一团，用棉线缠绕，外紧内松，做成直径 6～7 厘米的圆球，外包一层白布缝制即可练针。因棉团松软，可以练习提插、捻转、进针、出针等各种毫针操作手法的模拟动作。做提插练针时，以执笔式持针，将针刺入棉球，在原处做上提下插的动作，要求深浅适宜，幅度均匀，针身垂直。在此基础上，可将提插与捻转动作配合练习，要求提插幅度上下一致，捻转角度来回一致，操作频率快慢一致，达到动作协调、得心应手、运用自如、手法熟练的程度。针刺的手法练习见图 1-8。

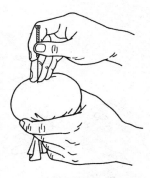

图 1-8　针刺的手法练习

（2）常用的运针手法。

①提插法（图1-9）：是将针刺入一定深度后，施以上提下插的操作手法。对于提插幅度的大小、层次变化、频率快慢和操作时间的长短，应根据患者的体质、病情、腧穴部位和针刺目的等灵活掌握。一般而言，提插时应保持指力均匀、幅度适中，以3～5分钟为宜，频率以每分钟60次为宜。还应保持针身垂直，且不改变针身方向、针刺角度。

②捻转法（图1-10）：是将针刺入一定深度后，施以捻转使针在腧穴内反复来回旋转，捻转时应注意不能单向捻转，否则针身会被肌纤维缠绕引起疼痛或导致滞针。

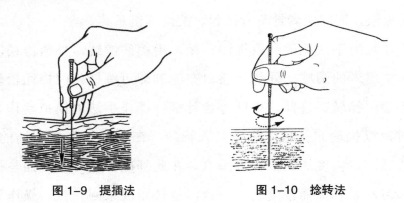

图1-9 提插法　　　　　　图1-10 捻转法

③循法（图1-11）：用手指顺着经脉的循行路径，在腧穴上下轻柔地循按。这样可以推动气血，激发经气，促使针后易于得气。

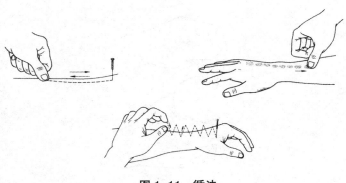

图1-11 循法

④弹法（图1-12）：在留针过程中用中指轻轻弹动针柄。此法多在进针有针感后或在留针期间使用。此法除可增强针感外，还可代替补或平补平泻的部分手法，适用于针刺敏感的患者。

⑤刮法（图1-13）：用拇指指腹轻轻按压针柄顶端，以中指指甲沿针柄由下向上刮动。这种运针法刺激较轻，可作为留针期间增强针感的辅助手法，也可作为补或平补平泻手法的操作，适用于针刺敏感的患者。

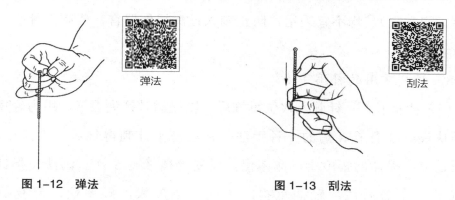

图 1-12　弹法　　　　　　　　　　图 1-13　刮法

⑥摇法（图1-14）：手持针柄，将针轻轻摇动。直立针身摇动，可加强得气的感应；卧倒针身摇动，可使经气向一定方向传导。

摇法

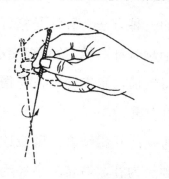

图 1-14　摇法

⑦飞法：右手拇、示指持针柄，轻轻捻搓数次，两指张开，状如飞鸟展翅，如此反复数次。可用于催气、行气、并使针刺感应强烈。

飞法

⑧震颤法：将针快速上下提插，以增强刺激。一般提
插的幅度大、频率快，刺激量就大；反之，提插的幅度小、
频率慢，刺激量就小。采用这种手法时，要注意病情，以
免因刺激过强而引起晕针。同时，还要注意刺入部位，如针刺部位（如
期门、哑门等穴）有脏器时，不应采用，以防刺伤脏器，发生医疗事故；
分布在体表器官周围的穴位（如睛明、球后穴等），以及骨上的穴位（如
百会、印堂穴），均不宜采用，防止刺入过深损伤器官，或刺入骨膜，增
加患者痛苦。

8. 针刺常用的补泻手法

（1）提插补泻：针刺入穴位得气后，以提插时针尖上下、用力轻重和
提插快慢来进行补、泻的一种手法。补法是指针刺得气后，先浅后深，
重插轻提，提插的幅度小，频率慢，反复提插 3～5 次。泻法是指针刺
得气后，先深后浅，轻插重提，提插的幅度大，频率快，反复提插
3～5 次。

（2）捻转补泻：针刺入穴位得气后，以针身左右旋转
和捻转大小进行补、泻的一种方法。补法是指针刺得气后，
拇指向前，示指向后，针柄顺时针左转，捻转幅度小，频率慢，
用力轻。泻法是指针刺得气后，示指向前，拇指向后，针柄逆时针右转，
捻转角度大，频率快，用力重。

如将捻转补泻与迎随补泻互相结合，则应该是：上行经脉（手三阴、
足三阴、任脉）左转为顺经为补，右转为逆经为泻；下行经脉（手三阳、
足三阳、督脉）右转为顺经为补，左转为逆经为泻。

（3）疾徐补泻：针刺入穴位得气后，以进出针的疾徐（快
慢）为基础的一种补泻手法。补法是指进针要慢，必须分
部缓慢刺入，退针要快，可一次退到皮下，给予较轻的刺激。

泻法是指进针要快，可一次刺到一定的深度，退针要慢，必须分部缓慢退出，给予较重的刺激。

（4）开合补泻：根据出针后，揉按针孔与否，依针孔的开闭进行补、泻的手法。补法是指出针快，急闭针孔（揉按针孔）。泻法：出针慢，不闭针孔（摇大针孔）。

开合补泻

（5）迎随补泻：必须分辨经脉循行的顺逆与针刺的进针方向进行补、泻的一种手法。补法是指针刺得气后，以针斜刺或平刺，针尖顺着经脉循行方向而刺。泻法是指针刺得气后，以针斜刺或平刺，针尖逆着经脉循行方向而刺。

（6）呼吸补泻：以进针、出针的时间，结合患者的呼、吸进行补泻的一种手法。补法是指当患者在呼气时将针刺入，得气后，患者吸气时出针。泻法是指患者在吸气时将针刺入，得气后，患者呼气时出针。

（7）平补平泻：针刺入穴位得气后，再均匀地提插或捻转，达到一定的补泻后，根据病情，留针或将针退出体外。本法适用于虚实不太明显或虚实夹杂的患者。

以上几种基本的补泻手法，在临床上既可单独使用，也可配合使用。

9. 针刺的留针与退针

（1）留针：针下得气经过补泻操作后，将针留在穴位中不动以加强针感和针刺持续作用。留针与否及留针时间的长短，应根据病情而定。一般运针完毕后可适当留针 15 ～ 20 分钟，一些顽固性、慢性、疼痛性、痉挛性疾病可延长留针时间，在留针期间应每隔数分钟运针一次。

（2）退针：左手持消毒棉球按住针孔周围皮肤，右手持针轻捻轻提，边捻边退到皮下，然后将针提出，并用消毒干棉球按压针孔，防止出血。

10. 针刺常见异常情况的处理

（1）晕针：在针刺过程中患者发生的晕厥现象。

①原因：患者体质虚弱，精神紧张，或疲劳、饥饿、大汗、大泻、大出血之后或体位不当，或医者在针刺时手法过重，而致针刺时或留针过程中发生此现象。

②现象：患者突然出现精神疲倦，头晕目眩，面色苍白，恶心欲吐，多汗，心慌，四肢发冷，血压下降，脉象沉细，或神志昏迷，仆倒在地，唇甲青紫，二便失禁，脉微细欲绝。

③处理：立即停止针刺，将针全部起出。使患者平卧，注意保暖，轻者仰卧片刻，给饮温开水或糖水后，即可恢复正常。重者在上述处理基础上，可刺人中、素髎、内关、足三里，灸百会、关元、气海等穴，即可恢复。若仍不省人事，呼吸细微，脉细弱者，可考虑配合其他治疗或采用急救措施。

④预防：对于晕针应注重预防。如初次接受针刺治疗或精神过度紧张、身体虚弱者，应先做好解释，消除对针刺的顾虑，同时选择舒适持久的体位，最好采用卧位。医者在针刺治疗过程中，要精神专注，随时注意观察患者的神色，询问患者的感觉。一旦有不适等晕针先兆，应及时、及早采取处理措施，防患于未然。

（2）滞针：指在运针时或留针后医者感觉针下涩滞，捻转、提插、出针均感困难而患者则感觉剧痛的现象。

①原因：患者精神紧张，当针刺入腧穴后，患者局部肌肉强烈收缩；或运针手法不当，向单一方向捻针太过，以致肌肉组织缠绕针身而成滞针。若留针时间过长，有时也可以出现滞针。

②现象：针在体内，捻转不动，提插、出针均感困难，若勉强捻转、提插时，则患者痛不可忍。

③处理：若患者精神紧张，局部肌肉过度收缩时，可稍延长留针时间，或于滞针腧穴附近进行循按或叩弹针柄，或在附近再刺一针，以宣散气血，

缓解肌肉的紧张。若运针不当，或单向捻针而致者，可向相反方向将针捻回，并用刮柄、弹柄法，使缠绕的肌纤维回释，即可消除滞针。

④预防：对精神紧张者，应先做好解释工作，消除患者的顾虑。注意运针的操作手法和避免单向捻转，若用搓法时，注意与提插法的配合，则可避免肌纤维缠绕针身而防止滞针的发生。

（3）弯针：指进针时或将针刺入腧穴后，针身在体内形成弯曲的现象。

①原因：医者进针手法不熟练，用力过猛、过速，以致针尖碰到坚硬的组织器官或患者在针刺或留针时移动体位，或因针柄受到某种外力压迫、碰击等，均可造成弯针。

②现象：针柄改变了进针或刺入留针时的方向和角度，提插、捻转及出针均感困难，患者感到疼痛。

③处理：出现弯针后，不得再行提插、捻转等手法。如针柄轻微弯曲，应慢慢将针起出。若弯曲角度过大时，应顺着弯曲方向将针起出。若由患者移动体位所致，应使患者慢慢恢复原来体位，局部肌肉放松后，再将针缓缓起出。切忌强行拔针，以免将针身折断，留在体内。

④预防：医者进针手法要熟练，指力要均匀，并要避免进针过速、过猛。选择适当体位，在留针过程中，嘱患者不要随意变动体位，注意保护针刺部位，针柄不得受外物硬碰和压迫。

（4）断针：又称折针，是指针体折断在人体内。若能施术前做好针具的检修和施术时加以注意，是可以避免的。

①原因：针具质量欠佳，针身或针根有损伤剥蚀，进针前失于检查；针刺时将针身全部刺入腧穴，行针时强力提插、捻转，使肌肉猛烈收缩；留针时患者随意变换体位，或弯针、滞针未能进行及时正确处理等，均可造成断针。

②现象：运针时或出针后发现针身折断，其断端部分针身尚露于皮

肤外，或断端全部没入皮肤之下。

③处理：医者态度必须从容镇静，嘱患者切勿变动原有体位，以防断针向肌肉深部陷入。若残端部分针身显露于体外时，可用手指或镊子将针起出。若断端与皮肤相平或稍凹陷于体内者，可用左手拇、示二指垂直向下挤压针孔两旁，使断针暴露体外，右手持镊子将针取出。若断针完全深入皮下或肌肉深层时，应在 X 线下定位，手术取出。

④预防：为了防止断针，应认真仔细地检查针具，对不符合质量要求的针具应剔除不用；避免过猛、过强地运针；在运针或留针时，应嘱患者不要随意变换体位。针刺时更不宜将针身全部刺入腧穴，应留部分针身在体外，以便于针根折断时取针。在进针、运针过程中，如发现弯针时，应立即出针，切不可强行刺入、运针。对于滞针等亦应及时正确地处理，不可强行硬拔。

11．**针刺的注意事项**　在针刺过程中，为了防止异常事故的发生，要求医者必须掌握针刺的注意事项。

（1）饥饿、疲劳及酒醉者不宜进行针刺；初诊患者精神紧张，或体质过于虚弱者刺激量不宜太大，并要采取卧位，以防晕针。

（2）妇女怀孕 3 个月以下者，下腹部禁刺；3 个月以上者，上下腹部、腰骶部及一些能引起子宫收缩的穴位（如合谷、三阴交、昆仑、至阴等）不宜针刺；月经期间最好不针刺，月经不正常为了调经，经期针刺应注意剂量。

（3）小儿囟门未闭合，头部腧穴不宜针刺；小儿不能配合，故不宜留针。

（4）针刺胸背部腧穴不宜过深，严防发生创伤性气胸。对于脊髓、内脏和大血管附近的腧穴应注意针刺的角度、方向和深度。

（5）皮肤有感染，溃疡、瘢痕和肿瘤者的局部穴位不宜针刺。

（6）患者有出血倾向的疾病不宜针刺。

（7）针刺眼区腧穴，要运用押手，并掌握针刺的角度、方向和深度，不宜大幅度提插和捻转，以防刺伤眼球或出血。

二、三棱针疗法

1. 三棱针疗法的理论依据　"病在血络"是三棱针疗法的主要理论依据。《素问·皮部论》说："百病之始生也，必先于皮毛邪中之则腠理开，开则入客于络脉……络脉满则注入经脉，经脉满则入舍于腑脏也。"指出络脉是外邪由皮毛腠理内传经脉脏腑的途径。此外，络脉亦是脏腑之间及脏腑与体表组织之间病变相互影响的途径。正是由于络脉在发病与病机传变过程中都处于中间环节的地位，当病邪侵袭人体或脏腑功能失调而致气血郁滞时，络脉本身也会出现相应的瘀血现象。因此，针对"病在血络"这一重要环节而直接于络脉施用刺血法，则能迅速达到祛除邪气，调整和恢复脏腑气血功能的目的。《素问·调经论》指出："刺留血奈何？视其血络，刺出其血，无令恶血得入于经，以成其疾。"又说："病在脉，调之血；病在血，调之络。"《灵枢·脉度》指出："经脉为里，支而横者为络，络之别者为孙，盛而血者疾诛之。"这里的"调之""诛之"，皆因病在血络，故刺其络脉而愈疾。

临床上，"病在血络"言而有征：一方面从络脉瘀血的形状上来观察，如《灵枢·血络沦》说："血脉者，盛坚横以赤，上下无常处，小者如针，大者如筋，则而泻之万全也。"《灵枢·经脉》说："刺诸络脉者，必刺其结上甚血者。虽无结，急取之，以泻其邪而出血。"急性腰扭伤、霍乱吐泻、血瘀性头痛等疾病，在委中、尺泽、太阳等穴处常出现这种怒张的暗紫色血络，这些都是刺血的指征。另一方面可从络脉瘀血后颜色的变化来观察，如《灵枢·经脉》说："凡诊络脉，脉色青则寒且痛，赤则有热。胃中寒，手鱼之络多青矣；胃中有热，鱼际络赤；其暴黑者留久痹也；

其有赤、有黑、有青者，寒热气也；其青短者，少气也。"明确指出了通过血络的望诊，可以判断疾病的寒热、虚实属性和所累及的脏腑。

2．棱针疗法的基本原则　祛除病邪，使邪去正安，是刺血所遵循的基本原则。因此，这一治疗方法尤其适用于以邪实为主要矛盾而正气未衰的实证。刺血祛邪属于"泻法"，但不同邪气、不同病位，宜区别对待。

（1）血实宜决之：《素问·阴阳应象大论》指出："血实宜决之。"张景岳注："决，为泄去其血也。"《索问·调经》说："血有余，则泻其盛经，出其血。"《素问·病能论》说："气盛血聚者，宜石而泻之。"《难经·二十八难》指出："邪气蓄则肿热，砭射之。"这些论述，均认为不同病因所致的血实有余之证，宜刺血治疗。现代以刺血治疗高热、神昏、癫狂、丹毒、喉痹及疮疖痈肿等，也多用于血实有余之证。

（2）宛陈者除之：《灵枢·小针解》指出："宛陈则除之者，去血脉也。""宛陈"，指络脉中瘀结之血；"去血脉"，指刺血以排除血脉中郁结已久的病邪，主要在瘀血病灶处施术。现代用刺血治疗某些头痛、目眩、腰腿痛以及各种急性扭挫伤，均能收到活血化瘀、疏通气血的作用，其疗效甚佳。

3．三棱针疗法的优点　三棱针疗法具有简、便、验、廉等特点，具有泄热解毒、通络止痛、活络消肿、启闭醒神、调气和营、祛风止痒等作用，故能历代相传，久用而不衰。

（1）适应证广：《内经》记载适宜刺血治疗的疾病有30余种，历代医家在此基础上又进一步扩大。根据古今医学文献记载和临床报道，凡内科、儿科、妇科、伤外科、皮肤科、眼科和耳鼻喉科等临床各科多种常见病和部分疑难病症都可治疗。

（2）奏效较快：在严格掌握刺血适应证的前提下，一般经刺血治疗，即可迅速达到满意的疗效。尤其对各种原因引起的高热、昏迷、惊厥及急性炎症，各类软组织损伤，某些食物中毒等属热、属实者，经刺血治疗后，都能在短期内减轻或控制住某些主要症状，甚至达到临床治愈的目的。

（3）操作简便：三棱针疗法不需要复杂的医疗器械，简便易学，容易掌握。另外，刺血工具除可备用外，在某些应激情况下，还可就地选取一端锋利的陶瓷、玻璃碎片或金属锐器等，经严格消毒后也可使用。

（4）经济价廉：本疗法的最大特点是不花钱或少花钱，就能治好病。既减轻了患者的经济负担，又节约了药材资源。

4．三棱针疗法的主要作用

（1）泄热解毒：三棱针疗法具有良好的泄热解毒作用，尤其适用于外感发热和各种阳盛发热。张景岳明确指出："三棱针出血，以泻诸阳热气。"徐灵胎亦认为刺血能使"邪气因血以泄，病乃无也"。此外，毒虫咬伤，亦可刺血泻毒，如《千金方》载"蜂蛇等众毒虫所螫，以针刺螫上血出"即可愈。临床也将刺血用于某些急性传染病及感染性疾病，简便效捷。

（2）通络止痛：针刺放血，最突出的作用是止痛。中医学认为："通则不痛，痛则不通。"意思是说，凡伴有疼痛症状的疾病，在其经脉中必有闭塞不通、气滞血瘀的地方。而针刺放血可直接迫血外出，疏通瘀滞，畅通经脉，故疼痛立止。临床用针刺放血治疗神经性头痛、腹痛、扭挫伤痛等痛证，都可起到良好的止痛效果。

（3）活络消肿：针刺放血之后，可以疏通经络，畅通气血，祛除瘀滞，舒筋活络而达到消肿、止痛、解毒等目的。因此临床广泛用于各种因气滞血瘀所致的疼痛，如跌打、软组织损伤引起的肢体肿胀、活动受限等病症。

（4）启闭醒神：对于热陷心包、痰火扰心、痰迷心窍以及暴怒伤肝、肝阳上亢等所致的口噤握固、神昏谵语、不省人事和便闭不通等属实证者，用三棱针疗法可收到开窍启闭、醒神回厥作用。《素问·缪刺论》载有邪客六经络脉而成"尸厥"之证，皆以刺血为急救措施。临床用于昏迷、惊厥、狂痫及中暑等危重症的治疗，简便而有效。

（5）调气和营：凡因气血悖行、营卫逆乱而致的头痛、眩晕、胸闷胁痛、腹痛泄泻、失眠多梦等，皆可用刺血疗法治疗，使营卫气血和调而获愈。

（6）祛风止痒：古人认为痒证是有风气存在于血脉中的表现，并有"治风先治血，血行风自灭"的治疗原则，针刺放血就是"理血调气"，疏通血脉，则"风气"无所存留，从而达到祛风止痒的功效。

5．三棱针疗法的取穴特点

（1）用特定穴多：十四经穴中有一部分特定穴，如肘膝关节以下有井、荥、腧、原、经、合、络、郄穴，躯干有脏腑俞、募穴及各经交会穴等。这些穴位与脏腑经脉紧密相关，有着特殊功用，故为刺血所常用。但在具体主治上，又各有所侧重。

以五腧穴为例。五腧穴与脏腑经络关系极为密切，故取此类穴位常能收到奇效。《灵枢·顺气一日分为四时》云："病在脏者，取之井；病变于色者，取之荥；病时间时甚者，取之输；病变于音者，取之经；经满而血者，病在胃及以饮食不节得病者，取之合。"其后《难经·六十八难》又作了补充："井主心下满，荥主身热，腧主体重节痛，经主喘咳寒热，合主逆气而泄。"近代临床上井穴多用于急救，如点刺十二井穴可抢救昏迷；荥穴主要用于治疗热证。

（2）用经外奇穴多：经外奇穴可用于刺血而治疗急症，早在唐代《千金方》中就有"刺舌下两边大脉，血出"治舌卒肿的记载，舌下两边大脉，即为金津、玉液两个奇穴。又如《针灸大成》载，用三棱针刺"太阳穴"治眼红肿及头痛，刺"十宣穴"治乳蛾等皆以奇穴刺血，多获奇效。

（3）用特殊部位多：即取经穴和奇穴之外的穴位放血，包括以下部位。

①血脉痹阻处：指淤血明显的部位，刺之以去瘀滞之血。多取头面、舌下、腘窝、肘窝或位于穴周等处显露的静脉血管针刺出血。如记载，"厥头痛，头脉痛……视头动脉反盛者，刺尽去血"。

②病理反应点：指脏腑病变在皮肤表面所呈现的反应点。如《针灸聚英》指出："偷针眼，视其背上有细红点如疮，以针刺破即瘥，实解太阳之郁热也。"

③病灶点：多取淤血或疮毒疖肿局部刺血。如《疮疡全书》治丹毒，"三棱针刺毒上二三十针"，即为直接于病灶处刺血。

6. **三棱针疗法的配穴方法** 临床上三棱针疗法穴位配伍的方法多种多样，常用的有按经脉配穴法、经验配穴法。

（1）经脉配穴：以经脉或经脉相互联系为基础而进行穴位配伍的方法，主要包括本经配穴法、表里经配穴法。

①本经配穴法：当某一脏腑、经脉发生病变时，即选该脏腑、经脉的腧穴配成处方。如胃火循经上扰导致的牙痛，可在足阳明胃经上近取颊车，远取该经的荥穴内庭。

②表里经配穴法：本法是以脏腑、经脉的阴阳表里配合关系为依据的配穴方法。当某一脏腑经脉发生疾病时，取该经和其相表里的经脉腧穴配合成方。如风热袭肺导致的感冒咳嗽，可选肺经的尺泽和大肠经的曲池、合谷。

（2）经验配穴：某些穴位刺血，对一些疾病有特殊的疗效。如大椎、曲池刺血退热；人中、十宣刺血醒神；四缝刺血治小儿疳积；身柱、大椎刺血治疗疟疾；耳尖刺血治疗眩晕等，皆为历代医家临床实践的总结，今人亦多沿用。

7. **三棱针疗法的针具介绍** 三棱针为不锈钢制成，为本疗法最常用。三棱针是由古代"九针"中的锋针演变而来的，针长约2寸，针柄呈圆柱形，针身末端呈三棱形，尖端三面有刃，外尖锋利，故称"三棱针"（图 1-15）。适用于成年人及浅表静脉泻血之用；专为点刺和挑刺放血之用。

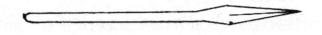

图 1-15　三棱针

三棱针

8．三棱针疗法的术前准备工作　操作方法是决定治疗效果的关键，也是刺血疗法在治疗过程中的重要体现，非常重要。

（1）放松：患者就诊，要先让患者休息 5 ～ 10 分钟，以消除疲劳，放松体态，适应环境，以利于操作。

（2）配合：在施术时，要取得患者的积极配合，必须事前做好患者的思想疏导工作，树立治愈疾病信心，同时要讲清饮食禁忌。

（3）消毒：术前一定要做好消毒工作，针具使用前需要煮沸消毒，或用高压蒸气消毒，也可用 5% ～ 10% 来苏尔溶液或 1 ∶ 100 苯扎溴铵溶液浸泡消毒。针具消毒后方可使用。选定针刺穴位后，局部皮肤用碘酊棉球或乙醇棉球作常规消毒，方可施术进针。

（4）应急用品：术前要备好备用针具，消毒用的乙醇、碘酊、药棉及异常情况处理的必备药品和用具等，以备临床随时取用。

（5）体位选择：在进针前，患者应采取舒适、能持久而又便于医者操作的体位。配穴治疗时，应尽量减少变换体位。

9．三棱针疗法的适应证和禁忌证

（1）适应证。

①中风、中暑、小儿惊风等一切急性病。

②头痛、眩晕、失眠、腹痛、腰痛、便秘、痹证、哮喘等疾病。

③闪挫或跌倒而致的腰背疼痛。

④小儿疳积、小儿泄泻及小儿夜啼。

⑤疗疮初起痒痛而未化脓者。

⑥扁平疣、黄褐斑、银屑病和带状疱疹等皮肤科疾患。

（2）禁忌证。

①体质虚弱、贫血、低血压者。

②孕妇或有习惯性流产者。经期最好不要刺。

③大出血后或一切虚脱证。

④血友病、血小板减少性紫癜等凝血机制障碍者。

⑤皮肤有感染、溃疡、瘢痕或静脉曲张者，不要直接针刺患处，可在周围选穴针刺。

⑥血瘤（静、动脉瘤）。

⑦传染病患者和心、肝、肾功能损害者。

⑧虚证、虚寒证及寒证患者慎用。

10．三棱针疗法的注意事项及意外处理情况

（1）注意事项。

①术前要做好解释工作，消除患者的思想顾虑，使其与施术者密切配合。

②针具及刺血部位应严格消毒，以防感染。

③要选择合适体位，原则是既要使患者舒适，又要便于操作者施术操作。

④要熟悉解剖结构，避开动脉血管，切忌误刺。在临近重要内脏的部位刺血，切忌深刺。

⑤操作要熟练、适中，手法要快、准、稳，针刺宜浅，出血不要过多。

⑥操作中要密切观察患者对治疗的反应，一有异常情况要及时处理。

⑦如病已大减，则不应继续刺血，以免损伤人体正气。

另外，毫针禁刺的某些腧穴，原则上也禁止三棱针刺血。

（2）意外情况处理。

①刺血时若发生晕针，应立即停针止血，让患者平卧休息，适当饮用温开水，严重者可用毫针刺激人中、涌泉等穴。

②刺血治疗后若发生血肿，可用手指挤压出血，或用火罐拔出，如仍不消，可用热敷促使血肿吸收消散。

③刺血时若误刺伤到动脉，应用消毒纱布作局部加压止血，出血即可停止。

第2章 拔罐疗法基本操作

一、防治疾病常用的拔罐工具

1. **竹罐**（图 2-1） 泛指用竹子加工而成用来装物品的器皿。竹制品广泛运用于生活当中，常见的有"竹筒酒""竹筒饭""竹筒茶"等，还有由竹筒演变而成的乐器。常见竹罐有以下两种：

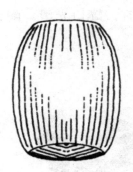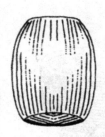

竹罐

图 2-1 竹罐

（1）竹制火罐：用火力排气法时，选取坚实成熟的老竹子，按竹节截断，一端留节作底，一端去节作口，削去外面老皮，作成中间略粗、两端稍细，形如腰鼓的圆柱形竹筒。竹筒口底要平、四周要光，长 8～10 厘米，罐口直径有 3 厘米、4 厘米、5 厘米三种。为美观耐用，可涂彩色油漆于罐外。竹罐可因日久不用而过于干燥，甚至破裂，以致漏空气，因此在使用前先用温水浸泡几分钟，可使竹罐质地紧密不漏气。

（2）竹制煮罐：采用水或药液煮罐或熏罐法时，选取色淡黄、微绿而质地坚实的竹管（绿竹过于幼嫩、含水多、纤维疏松，煮罐后管壁过热容易发生烫伤，且管壁柔软不耐用；年久的枯竹，管壁较脆、易裂，也不耐用），制成长 8～10 厘米、厚 2 毫米，直径 1.5～5 厘米大小的竹罐，每根竹竿的尖端至下端均可应用。

竹罐的优点是轻便、耐用、价廉、不易打碎，重量轻、吸得稳、能吸收药液，且容易取材、制作方便。

竹罐的主要缺点是易燥裂漏气，不透明，不易观察皮肤颜色的变化及出血情况。

2. 陶瓷罐（图 2-2） 是陶罐和瓷罐的统称，汉唐以后较为流行，一般不严格区分。在北方农村较普遍使用。多是用陶土涂黑釉或黄釉后烧制而成。口、底平，里外光滑，中间略大，两端略小，如瓷鼓状，一般长 4～9 厘米，直径 3～8 厘米，厚薄适宜，罐口光滑。陶瓷罐适用于火力排气法。

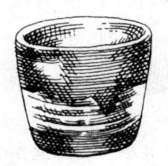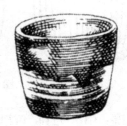

图 2-2　陶瓷罐

陶瓷罐的优点是价格低廉，吸拔力大，易保管，易于消毒，适用于多个部位，可用于多种手法。

陶瓷罐的主要缺点是罐具较重，容易打破，不便携带，无法观察罐内皮肤变化，故不用于血罐。

3. 玻璃罐（图 2-3） 是用耐热玻璃烧制而成，腔大口小，罐口边缘略突向外。按罐口直径及腔的大小，可分为大、中、小三种型号。在医疗单位较多用。凡是口小且光滑、腔大、有吸拔力的玻璃器皿（如罐头瓶、玻璃茶杯、药瓶等）均可代替火罐应用。玻璃罐适用于火力排气法。

　　玻璃罐的优点是造型美观，清晰透明，便于拔罐时在罐外观察皮肤的变化。由于可掌握出血量的多少，特别适用于刺络拔罐法、走罐法。

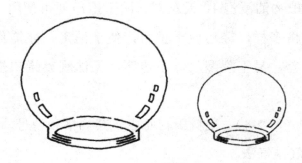

图 2-3　玻璃罐

玻璃罐的缺点是容易破碎，导热快，易烫伤。

　　4．兽角罐　　是先秦以来传统的治疗工具，以动物角（牛角、羊角等兽角）制成。兽角罐的制作，首先截断兽角，挖去中间的角质，形成空洞，罐口打磨平齐圆滑即成。有底部磨平和顶端磨成孔两种。

　　此种罐具在牧区便于取材，制作方法简便，经济实惠，耐用，负压性较好，易于操作和掌握。牛羊角本身也属于药材，具清热凉血、息风止惊等作用，有益于相应病症的治疗。

　　其缺点是不耐高温消毒，也不适于作其他手法。角质不透明，不利于观察罐内体表皮肤的变化。

　　市场上常见的多为牛角或羊角等加工制成，用锯在角顶尖端实心处锯去尖顶，实心部分仍需留 1～2 厘米，不可锯透，作为罐底。口端用锯锯齐平，打磨光滑。长约 10 厘米，罐口直径有 6 厘米、5 厘米、4 厘米三种。其优点是经久耐用。

　　5．金属罐　　是指用铜或铁、铝等金属材料制成的罐具，状如竹罐或陶瓷罐，品种较多，规格不一。适用于火力排气法。虽有坚固耐用、不易破碎、消毒便利、吸力较强等优点。但由于价格高、传热特快、容易烫伤皮肤、不透明、无法观察拔罐部位皮肤变化等缺点，现已很少应用。

6. 木罐　是用坚硬致密的圆木切削制成的。可以作成各种形状和大小的罐具，用植物油浸泡 10 天左右，阴干擦净便可使用。适用于火力排气法。木罐规格多样，轻巧便于携带，便于消毒，亦能作多种手法。其缺点是压力稍差，易干裂漏气，不透明，无法观察罐口皮肤的变化，不宜作刺络拔罐。

7. 塑料罐（图 2-4）　塑料压制而成。其规格和型号与玻璃罐相似。

适用：抽气排气法。

优点：轻便携带，不易破裂。

缺点：易于老化。

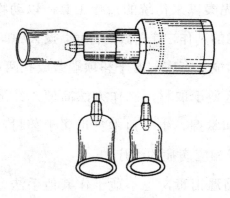

图 2-4　塑料罐

8. 橡胶罐（图 2-5）　是用具有良好伸缩性能的橡胶制成的，主要依据玻璃罐的形状和规格而制成。近年来，橡胶罐的发展很快，根据治疗部位的不同需求，产生了各种不同形状和规格的橡胶罐。口径小至可用于耳穴，大到可容纳整个人体；根据治疗的不同需要，有的还将罐内作一个凹斗，放入不同的药物，以增强拔罐治病的效果。

适用：抽气排气法。

优点：消毒便利，携带方便，不必点火，不破损，适用于耳、鼻、眼、头皮、腕踝部和稍凹凸不平等特殊部位拔罐。

缺点：价格高，负压吸引力不够强，无温热感，只能用于吸拔固定部位，不能用于走罐等其他手法，不能用高温消毒，不透明，无法观察罐口皮肤的变化。

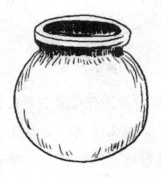

图2-5　橡胶罐

9．刺血罐（图2-6）　将刺血器安置于罐顶中央，称为刺血罐，可在拔罐过程中起刺血作用。

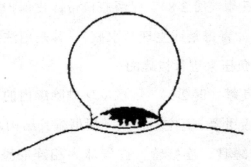

图2-6　刺血罐

10．电罐（图2-7）　是在传统火罐的基础上发展起来的，随着现代科学技术的发展，电罐已经从单纯的产生负压发展到集负压、温热、磁疗、电针等综合治疗方法为一体。负压及温度均可通过电流来控制，而且还可以连接测压仪器，以随时观察负压情况。电罐的特点是使用安全，不易烫伤，温度和负压等可以自行控制，患者感觉更加舒适。电罐的缺点是体积较大，搬运不便，成本较大，费用较高，必须有电才能操作。

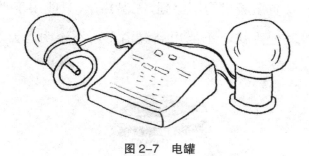

图 2-7　电罐

11. **磁疗拔罐**　真空磁疗拔罐使中医古老的拔罐法又焕发了青春。真空磁疗拔罐器的主要特点是罐体透明，罐内负压可根据患者的体质情况和病情随意调整，易于观察罐内皮肤变化，便于掌握拔罐时间，而且带有磁针具有磁疗的效果，较之传统意义上的火罐，虽疗效相同，但使用更安全，无烫伤之优，操作简便，不易破碎，所以既适用于医院，又更广泛地适用于家庭。

12. **注射器抽气罐**（图 2-8）　保留瓶口带锌皮保护橡皮塞、去掉瓶底并磨光切口制成（如青霉素或生理盐水瓶）。其是用注射器将针头插入橡皮塞通过抽气产生负压来进行拔罐的。

13. **橡皮球排气罐**（图 2-9）　用橡皮球排除罐内的空气形成罐内负压的罐具，又称穴位吸引器、真空治疗仪。根据罐具结构，大致可分为三类。

（1）简装式：罐具、连接管、排气球为相连的整体，为橡胶制成，可分为用气门控制和用开关旋钮控制橡皮排气球两种形式，除不透明（不能观察拔罐部位皮肤变外化），优缺点同组装式罐具。

（2）组装式：在罐具（如玻璃、橡胶、有机玻璃、硬质塑料等材料制成的）顶端有一根与罐具相通的管道，然后用一根胶管（特制的）连接罐具的管道和尾部有气门的橡皮排气球。优点是罐具的负压可随时调整，操作简便，患者可自己拔罐（包括后背部位），也可穿衣服拔罐；缺点是负压维持时间较短，还有一种有开关的罐具，是在橡皮球尾部装有开关旋钮，优点是负压维持时间较长，其余同前。

（3）组合式：在罐具（玻璃、有机玻璃、橡胶、硬质塑料等罐具）顶端，留一根与罐内相通的管，管内设有开关旋钮，橡胶排气球可直接套在管上，通过旋转橡皮球控制开关。当罐具达到应有的吸拔力时，可随时取下橡皮球用于其他罐具的排气，一个橡皮排气球可连续为很多罐具进行排气，排气过后可随时取下橡皮球，罐具仍可吸附于皮肤。

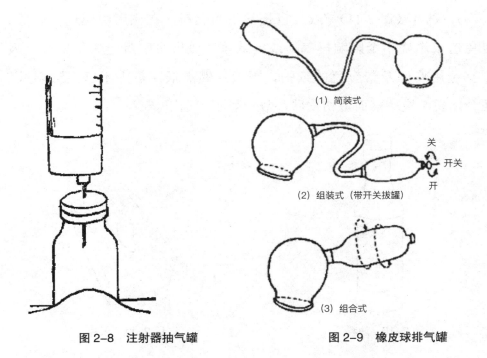

图 2-8 注射器抽气罐　　　　图 2-9 橡皮球排气罐

组装式及组合式罐具种类很多，不一一列举，在需要测定罐内负压大小时，都可以连接测压仪器进行测定，也可以连接电动吸引器排气进行拔罐。

二、拔罐需要配用的材料

1．**酒精**　火罐是以火热作为排气的手段，因此，在治疗时常选用热能高而又挥发快的乙醇作为首选燃料，其浓度为75%～95%。在家庭拔罐如无乙醇时，可选用高度数的白酒代用。乙醇作为燃料的特点是热能高、火力旺，燃烧后无油烟，可使罐内保持清洁，能迅速排出罐内空气，负压大，吸拔力强，当盖罐后火便速灭，不易烫伤皮肤。

2．**油料**（图2-10）　在民间有些群众拔罐，常以食用油作为燃料，但它挥发得慢，又易污染皮肤，现在已很少使用；若使用应采取闪火法，以减少皮肤污染。

3．**纸片**（图2-11）　纸片也是常用的燃料，在应用中应选择质薄者，以免造成燃烧不全影响排气，或因纸厚造成火炭坠落而灼伤皮肤，因此不宜选用厚硬及带颜色的纸张。因纸片燃点低，热力不够，影响排气，还会出现结炭坠落而烫伤皮肤，故一般不宜选用。

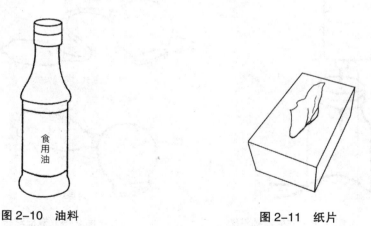

图 2-10　油料　　　　　　　　　　　图 2-11　纸片

4．**消毒清洁剂**　乙醇脱脂棉球，是常用的消毒清洁用品，术前用以清洁皮肤、消毒罐具，拔罐时用以燃火排气。在拔罐过程中，有时能因失误而烫伤皮肤，故在术前还需准备一些纱布敷料、医用胶布、甲紫、烫伤药膏之类，以作应急之用。

5．润滑剂　润滑剂是在治疗前涂在施术部位和罐口的一种油剂，以加强皮肤与罐口的密接度，保持罐具吸力。一般常选用凡士林、液状石蜡、红花油、按摩乳及家庭用的植物油、水等作为润滑剂。有时走罐为提高治疗效果常需润滑剂。

6．基本针具　在拔罐治疗时，因常要选用不同的拔罐法，故需准备一些必要的针具类器材，如使用针罐、刺血罐、抽气罐时，需要的注射器针头、针灸毫针、三棱针、皮肤针等针具。三棱针、皮肤针（梅花针）具体操作如图 2-12、图 2-13 所示。

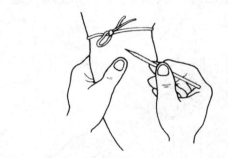

图 2-12　三棱针操作方法

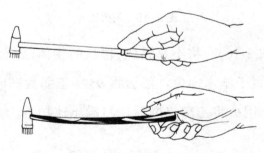

图 2-13　梅花针操作方法

三、常用的排气方法

1．投火法（图 2-14）　用小纸条点燃后，投入罐内，不等纸条烧完，迅速将罐罩在应拔罐的部位上，这样纸条未燃的一端向下，可避免烫伤皮肤。

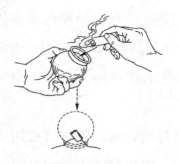

投火法

图2-14 投火法

2. 闪火法（图2-15） 先用干净毛巾蘸热水将拔罐部位擦洗干净，然后用镊子捏紧棉球稍蘸乙醇，火柴燃着，往玻璃火罐里一闪，迅速将罐子扣在皮肤上。

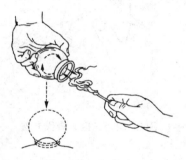

图2-15 闪火法

3. 架火法（图2-16） 将不易燃烧、传热的物体，如瓶盖、小酒盅等（直径要小于罐口），置于施术部位，然后将95%乙醇数滴或乙醇酒精棉球置于瓶盖或酒盅内，用火将乙醇点燃后，将罐迅速扣下的方法。

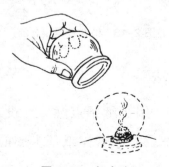

图2-16 架火法

弹簧架火法（2-17）属架火法的另一种形式，此法同样适于火罐的架火法。

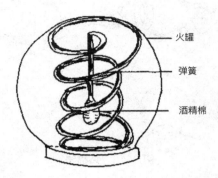

火罐

弹簧

酒精棉

图 2-17　弹簧架火法

4．滴酒法（图 2-18）　在罐底部滴入乙醇数滴，保持罐口向上，一手持罐将罐横放，旋转 1～4 周，使乙醇均匀地沾附在罐内壁上，另一手持火柴点燃乙醇后，迅速扣在应拔罐部位上。此法适用于各种体位。

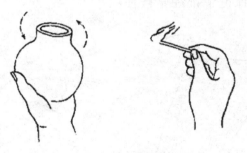

图 2-18　滴酒法

5．贴棉法（图 2-19）　拔罐的一种操作方法。用直径为 2 厘米左右的棉花片，厚薄适中，浸少量 75%～95% 的乙醇，贴在罐内壁的中段，以火柴点燃，扣在施术部位上，即可吸住。此法多用于侧面拔，需防乙醇过多、滴下烫伤皮肤。

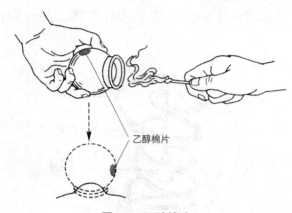

乙醇棉片

图 2-19　贴棉法

四、日常拔罐的方法

1. 留罐法（图 2-20）　又称坐罐法、定罐法，是指罐拔在应拔部位后留置一段时间的拔罐方法。其是历史最悠久、适用最广泛的一种拔罐法，在医院治疗及家庭保健中都经常被使用。

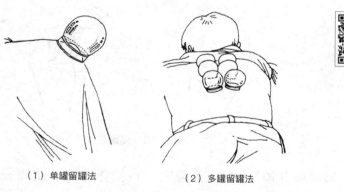

留罐法

（1）单罐留罐法　　　　　（2）多罐留罐法

图 2-20　留罐法

（1）适用范围：适用于以寒邪为主的疾患。脏腑病、久病及病位局限、固定、较深者，多选用此方法。如经络受邪（外邪）、气滞血瘀、外感表证、皮痹、麻木、消化不良、神经衰弱、高血压等病症，用之均有疗效。

（2）操作要领：凡病变部位较小或压痛点为一点，可用单罐；病变范围广泛，病情复杂者，用多罐。因根据罐具多少不同，又分为单罐留罐法和多罐留罐法两种。后者因罐具距离与罐数不同，又分为密排法（罐距小于 3.5 厘米）、疏罐法（罐距大于 7 厘米）。留罐时间一般为 10 ～ 25 分钟（不宜超过 30 分钟），小儿和年老体弱者以 5 ～ 15 分钟为宜。用多罐拔罐时，宜采用先上后下和从外向内的顺序；罐具的型号应当是上面小下面大，不可倒置。

　　病情实证多用泻法，单罐用口径大、吸拔力大的；多罐用密排罐法（吸拔力大），吸气时拔罐，呼气时起罐。虚证多用补法，单罐用口径小、吸拔力小的；多罐用疏罐法（吸拔力小），呼气时拔罐，吸气时起罐。留罐法可与走罐法结合使用，即先用走罐法，后用留罐法。

　　2. 闪罐法（图 2-21）　指将罐吸拔在应拔罐部位后随即取下，如此反复一拔一取的一种拔罐法。若连续吸拔 20 次左右，又称连续闪罐法。

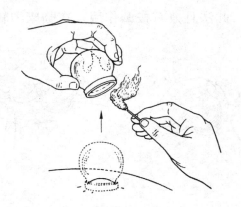

图 2-21　闪罐法

　　（1）适用范围：凡以风邪为主的疾患，如肌肤麻木、疼痛、病位游走不定者，肌肉萎缩、局部皮肤麻木或功能减退的虚弱病症及中风后遗症等，多采用此法。此外，由于此法属于充血拔罐法，拔罐后在皮肤上不留瘀紫斑，故较适合面部拔罐。皮肤不太平整，容易掉罐的部位也多用此法。

　　（2）操作要领：用镊子或止血钳夹住蘸有适量乙醇的棉球，点燃后迅速送入罐底，立即抽出，将罐拔于施术部位，然后将罐立即取下，按上述方法再次吸拔于施术部位，如此反复多次至皮肤潮红为止。操作者应随时掌握罐体温度，如感觉罐体过热，可更换另一罐继续操作。通过反复的拔、起，使皮肤反复地松、紧，反复地充血、不充血、再充血形成物理刺激，对神经和血管有一定的刺激作用，可增加细胞的通透性，改善局部血液循环及营养供应。

（3）注意事项：拔罐时要注意火屑勿落在患者身上，防止烫伤。在应用闪火法时，棉球乙醇不要太多，以防乙醇滴下烧伤皮肤；用贴棉法时，应防止燃着的棉花脱落；用架火法时扣穴要准，不要把燃着的火架撞翻。

3．走罐法（图2-22）　走罐法又称推罐法、拉罐法、行罐法、移罐法、滑罐法等，是指在罐具吸拔住后，再反复推拉、移动罐具，扩大施术面积的一种拔罐方法。此法且兼有按摩作用，在临床中较为常用。

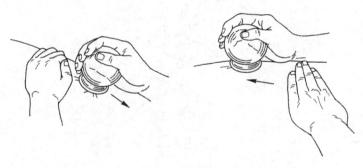

图2-22　走罐法

（1）术前准备：本法所采用的罐具口径，应在3厘米以上，罐口宜边宽且非常光滑，以玻璃罐为宜。润滑剂可依病情需要而选用温水、油类、乳剂、油膏等。

（2）排气方法：走罐法可选用闪火法、投火法等火力排气法进行排气，其中以闪火法较为常用，但火力要小，吸拔力的大小以推拉顺手、患者疼痛轻微为宜。

（3）适用范围：凡某些经络、脏腑功能失调，沉寒痼冷，积聚，经脉、气血阻滞，筋脉失养，外感等疾病，如外感、皮痹、高血压、胃肠功能紊乱、心悸、失眠、寒湿久痢、坐骨神经痛、痛风、肌肉萎缩等都可选用。

（4）操作要领：拔罐前，先在罐口及应推拔部位涂一些润滑剂，如水、香皂水、酒类、油类、乳剂等。罐具吸住后，用手扶住罐底，用力在应拔罐部位上下或左右缓慢地来回推拉。推拉时，将罐具前进方向的半边略提起，以另半边着力。一般腰背部宜沿身体长轴方向上下推拉；胸胁部宜沿肋骨走向推拉；肩部、腹部宜用罐具在应拔罐部位旋转移动（故又称旋罐法），四肢部宜沿长轴方向来回推拉（图 2-23）。需加大刺激时，可以在推拉旋转的过程中对罐具进行提、按，也可稍推拉或旋转即用力将罐取下重拔，反复多次（取罐时常有响声，又称响罐法）。用水、香皂水、酒类等润滑剂时（用香皂水作润滑剂拔走罐时，又称滑罐法），应随时在罐具移动的前方涂擦润滑剂，以免因润滑不够引起皮肤损伤。

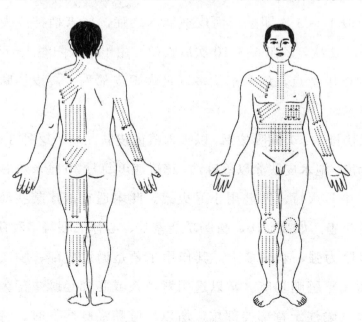

图 2-23 走罐操作路线

走罐法操作的关键在于，当罐具吸住之后，要立即进行推拉或旋转移动，不能先试探是否吸住，否则推拉时就难以移动，用大力推拉会造成患者疼痛，甚至皮肤损伤。在推拉、旋转几次之后，才能停歇。此外，推拉、旋转的速度宜缓慢，每次推拉移动的距离不宜过长，推拉至皮肤呈潮红、深红或起丹痧点为止。

根据病情不同，宜采用不同的走罐手法。常用走罐操作手法有以下三种。

①轻吸快推术：选用小号玻璃火罐，以吸入罐内皮肤面高于罐外 3 ～ 4 毫米，皮肤微微潮红为度。在施术皮肤涂以温水，以每秒钟约 30 厘米的速度走罐。此术用于外感表证、肺卫失宣、皮痹麻木等证，疗效甚佳。

此术吸附力轻，刺激量小，主要是影响皮部的功能，故以走罐后施术部位或周身汗出时疗效最佳。其对皮部产生的适宜刺激能够宣行卫气、祛除表邪，因此，对于外感、皮痹麻木等症疗效明显。外感宜 3 小时施术 1 次，一般 1 ～ 3 次即愈；而皮痹麻木之症，如末梢神经炎等，则需每日施术 1 ～ 2 次，多在 6 ～ 10 次后收效。由于足太阳经主一身之表阳，结合本术的作用特点，施术部位多以足太阳皮部为主，皮痹麻木之症可配合局部施术。

②重吸快推术：火罐吸拔后，以吸入罐内皮肤面高于罐外 8 毫米以上，皮肤紫红为度。施术皮肤涂以蓖麻油。移罐速度每秒 30 厘米左右。一般腹、背部用大、中号火罐，四肢用小号火罐。此术适宜治疗某些经脉、脏腑功能失调的疾患，如高血压、胃肠功能紊乱、心悸失眠等多种疾病。

此术吸附力强、刺激量大，其作用主要是通过皮部、腧穴影响经脉气血，进而调整脏腑功能。常以选用背俞穴或腹部经脉皮部为主，背俞穴是脏腑经气输注于背部的部位，所以，脏腑经脉病变时，背俞穴是走罐的必选部位。然后依病变脏腑、经脉选用相应的经脉皮部走罐。如高血压属阴虚阳亢之证者，于腹部两侧足太阴经之间走罐 5 遍，患者自觉腹部灼热，并有热流沿大腿内侧向足部传导；脘腹胀满之疾则于腹部足太阴经、足阳明经脉所在之部位走罐，顿觉腹中搅动，脘腹胀满之症得除。施术时间以每日 1 次为好，每次走罐 3～5 遍，一般在一个疗程之内可收到明显的疗效。

③重吸缓推术：重吸后，蓖麻油涂于施术皮肤，以每秒 2～3 厘米的速度走罐，使皮肤呈紫红色。背、腹部选用大、中号火罐，四肢用小号火罐。此术适宜于治疗沉寒痼冷、积聚、经脉气血阻滞、筋肉失于荣养等疾患，如寒湿久痢、坐骨神经痛、痛风及肌肉萎缩等症。

此术刺激量最大，能够吸拔沉滞于脏腑、经脉之阴寒痼冷从皮部、腧穴而出，并对局部筋肉有按摩作用，促进气血对筋肉的荣养。走罐部位以督脉、背俞穴和足太阳经皮部为主，以激发阳气的温煦作用，驱除痼冷。本术刺激量大，施之太过，易伤皮肉，以每日施术 1 次为好。

小贴士

走罐要求选罐时罐具口必须十分光滑，防止擦伤皮肤。不能在骨突处推拉，以免损伤皮肤，或火罐漏气脱落。用水及酒类等易挥发的润滑剂时，应随时在前进方向不断涂擦，以免因润滑不够引起皮肤损伤。在施术过程中，推拉旋转的速度宜缓慢，快则易致疼痛，且每次推拉的距离不宜过长。皮肤出现紫色并有痛感时，必须停止治疗。起罐后擦净润滑剂，如与贮水罐、贮药罐配合应用，应防止药（水）液漏出。

---

4. 药罐法（图 2-24） 药罐法是指拔罐与药疗配合，拔罐时或拔罐前后配合药物应用的一种拔罐方法。依用药途径不同而将药罐分为药煮罐、

药蒸汽罐、药酒火罐、贮药罐、涂敷药罐、药面垫罐及药走罐等。本法可根据需要，选用不同的排气方法及罐具，也可与针罐法、走罐法、按摩罐法等综合应用。此法适用范围广、疗效高，具有拔罐与药治的双重治疗效果。

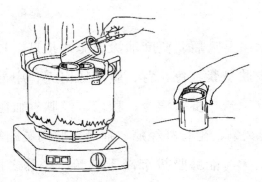

图 2-24　药罐法

药煮罐一般选用竹罐，或木罐。同时根据不同病情的需要，而准备相应的药液。应用药罐法要根据病情需要选用相应的药物和用药途径（以辨证处方用药为佳，或常规用药）。用药最好要随证而定，辨证处方。具体用药多可参考应用。锅具以大砂锅、陶瓷锅、搪瓷锅为首选，不宜用铜锅、铁锅。

（1）药罐法适用范围：罐具经药液煎煮后，利用高温排除罐内空气，造成负压，使竹罐吸附于施术部位，这样即可起到拔罐时的温热刺激和机械刺激作用，又可发挥中药的药理作用，提高拔罐的治疗效果。

（2）操作要领。

①药煮罐法：将选好的对症方药装入布袋内，放入锅中，加水煮沸一段时间（煮沸时间依病情需要而定，如治疗外感的药物可煮沸几分钟，甚至用开水冲一下即可，舒筋活血药煮沸约30分钟等），再将竹罐放入药液中煮2～3分钟（不宜超过5分钟），然后用筷子或镊子将竹罐夹出、罐口朝下，甩去药液，迅速用折叠的消毒湿毛巾捂一下罐口，以便吸去

药液和降低罐口温度，然后趁罐内充满蒸汽时，迅速将罐扣在应拔部位。扣罐后，手持竹罐按压约 30 秒钟，使之吸牢。如系外感病症可选用下列药方。

药煮罐方之一（《针灸学》江苏省中医学校编）：羌活、独活、紫苏、艾叶、石菖蒲、白芷、防风、当归、甘草各 1.5 克，连须大葱头 60 克。用清水 5000 毫升，煮数沸后备用。

药煮罐方之二：薄荷、荆芥、桑叶、菊花、连翘、金银花、牛蒡子、陈皮、杏仁、丹参、甘草各 9 克，用清水 5000 毫升，煮数沸后备用。

②药蒸汽罐法：将选好的药物水煮至沸，然后按水蒸气排气法拔罐。随症选用药方，亦可用上述药煮罐方。

③药酒火罐法：以药酒滴入罐内，以火力排气法拔罐。可随证选用下列药酒方。

樟脑桂附配方（《外治汇要》）：桂枝、附子、吴茱萸、生姜各 5 克，樟脑、薄荷脑各 2 克。将上药装入瓶中，加入 75% 乙醇适量（约 500 毫升）浸泡两周备用。

芎白血胡配方（《外治汇要》）：川芎、白芷、血竭、小茴香、木鳖子、延胡索（元胡）、当归、乳香、没药、川乌、草乌、独活、羌活、防风、泽兰、红花各等分，冰片少许。用 75% 乙醇适量，浸泡两周备用。

④贮药罐法：适用各种罐具。用火力排气法，或抽气排气法、挤压排气法。除以药液代替水贮于罐内之外，操作同"贮水罐法"。用药可用药煮罐方或药酒方，或随证选方用药。

⑤涂敷药罐法：指拔罐前后，或拔罐时在应拔部位涂敷药乳、药酒、药糊、药膏等的拔罐方法，用"留罐法"。排气方法可用火力排气法或药煮、药蒸汽排气法，亦可用抽气排气法。常用涂敷药方如下。

参龙白芥膏（《中国针灸》1989 年）：白芥子、细辛、甘遂、吴茱萸、苍术、青木香、川芎、雄黄、丁香、肉桂、皂角各等分，红参1/10量，共研细末，每10克用海龙一条、麝香、冰片少许。用时以鲜生姜汁适量调成膏糊状，备用。每用少许涂敷应拔罐部位。

三黄解毒液：黄芩、黄连、生大黄、栀子、蒲公英、重楼（蚤休）、生甘草各9克，水煎成30%药溶液，再加入樟脑3克和冰片1.5克，溶化后备用。每取此药液涂擦应拔部位或患处，凡热毒诸证均可用之。

⑥药面垫罐法：是将药面垫置于应拔部位再拔罐的一种治疗方法。即将选好的药物共研细末，每取适量药末用水调匀涂敷；或在面粉中加药末按比例约为1∶20制成含药的药面垫，置于应拔罐部位，用留罐法拔罐。

⑦药走罐法：药走罐与走罐法的不同之处是以药液、药乳、药酒、药油等作为走罐润滑剂的拔罐方法。本法可根据需要选用不同的排气方法。也可与针罐法、按摩拔罐法等综合运用。

（3）药罐操作注意事项：根据病情，选择拔罐部位，摆好患者体位。拔罐位每次都要更换，以免损伤皮肤。注意留罐时间，不能超过20分钟。视病情决定应用吸拔力的大小，选取吸拔药罐的数目，应用的药物也根据病情决定。不要在血管浅显处、心搏处、鼻、眼、乳头、皮肤细嫩、毛发多或凹凸不平处拔药罐。治疗时要严密观察患者局部和全身反应。注意患者对所应用药物是否过敏。患者发狂、烦躁不安或者全身出现剧烈抽搐的；久病体弱致全身极度消瘦、皮肤失去弹性的；患出血性疾病，有广泛皮肤病者、皮肤易过敏者；患者有心力衰竭或者全身浮肿者，不宜使用拔药罐疗法。

5．熨罐法　熨罐法也叫滚罐法，是在闪罐法的基础上演化而来的。当反复闪罐使罐体变热时，立即将罐体翻转，用温热的罐底按摩穴位或皮肤。使用熨罐法要掌握好罐的温度，温度过高容易烫伤皮肤，过低则达不到熨罐的效果。熨罐法可以与闪罐法配合使用，当闪罐法罐底发热时则可翻转罐体施用熨罐法，当熨罐法罐体变凉时即可翻转罐体采用闪罐法治疗。

五、针罐相结合的拔罐方法

针罐法是指拔罐与针刺配合应用的一种综合疗法。此法有广义针罐法和狭义针罐法两种。广义针罐法，包括拔罐配合毫针、电针、指针、梅花针、三棱针、挑治、割治、激光针等针法；狭义针罐法则仅指毫针与拔罐配合应用的一种方法。

针罐法要求拔罐前应根据治疗需要选择适当的针具。如粗毫针、七星针、梅花针、镵刺筒、缝衣针、三棱针、注射针头、小眉刀等。亦可因地制宜用竹签、瓷片、碎玻璃片等。罐具以透明者为佳，借以观察罐中情况。针罐则依需要，选取不同型号的毫针及罐具（以透明罐具为佳）。除挤压排气法不适用于留针拔罐法之外，其余拔罐排气法均适用于针罐法。拔罐方式有以下几种。

毫针罐法

1. **毫针罐法**　用毫针针刺与拔罐相结合的一种方法。临床实践证明，针刺具有增强拔罐的疏通经脉气血、祛除邪气、调理阴阳的效应，两者具有协同治疗的作用，普遍适应于各种类型的病症。其中，对重症及病情复杂的患者尤为适用。此外，配合指针，多用于小儿疾病；配合火针，多用于痈疽疔肿、甲状腺肿大、淋巴结核等病症；配合电针，可用于一些顽固性疾病。毫针罐可分以下2种。

（1）出针罐：此法适用于病程短，病情重，病症表现亢奋，属于中医实证类型者（如跌打瘀肿、感冒、感染性热病、风湿痹痛等）。首先在有关穴位上针刺"得气"后，再持续快速运针（强刺激）10～20秒钟，然后出针，不需按压针刺点，立即拔罐于其上，可吸拔出少许血液或组织液。

（2）留针罐（图2-25）：在相应的穴位上针刺"得气"后，不需持续捻针即可拔罐，用罐把针罩住，起罐后才出针。本法选用的针规格要适度，进针到合适的深度后，留在皮面上的针身长度要小于罐腔的高度，否则易将针柄压弯及发生疼痛。一般对胸部、背部、肾区，以及有较大血管、神经分布的四肢穴位，尤其瘦弱者，直刺不宜进针太深，要比正常人刺入的深度浅，否则拔罐后由于吸力的作用，针尖可能会逆势深入，而超出正常深度，容易造成损伤事故。

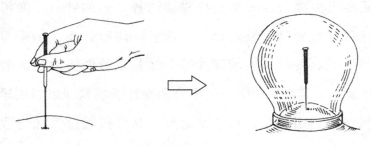

图 2-25　留针罐

2.刺络罐法　用三棱针或注射针头刺穴位、病灶部表皮显露的小血管，使之出血或出脓，然后立刻拔罐，也有先拔罐而后刺血者，本法常用于病程短，症状较重，表现亢奋，具有红、热、痛、痒、游走不定等实证者，如感染性热病、内脏急性疾患（支气管炎、急性胃炎、胆囊炎、肠炎等）、肝阳上亢高血压、神经性皮炎、皮肤瘙痒、丹毒、疮痈、急性软组织损伤等。常用刺络罐方式有以下几种。

（1）先针后罐：首先用三棱针在一定的穴位、部位进行针刺，然后用罐吸拔出血。一般吸拔 10 ～ 15 分钟。

（2）先罐后针：常用于胸腹部，即先用火罐在一定穴位、部位进行吸拔（一般吸拔 10 ～ 20 分钟），至皮肤发红为度，然后用三棱针轻微点刺，并用两手指拿提针刺部位10余次至微血即止。

（3）针罐行针：首先在一定部位用三棱针点刺出血，接着用火罐吸拔针刺部位，使之再次出血，然后再用三棱针在针刺部位作循经轻轻点刺。此法多用于重病患者或急救使用。

（4）行罐针罐：此法常用于四肢肌肉丰满处或腰部，在选定穴位、部位进行循经上下行罐（走罐），一般行罐三次，以肤红为度，并在选定穴位、部位进行点刺，然后再用火罐吸拔2～3分钟，使之出血。此法多用于泻热为主证者。

（5）浅刺留罐：先用两手拿提针刺部位、穴位，然后以三棱针轻微点刺，以患者感到疼痛为度。再用火罐吸拔，留罐15～20分钟。此法多用于对针刺恐惧的患者。

（6）深针走罐：首先用三棱针采取重手法针刺，出血片刻后，用乙醇棉球压住针刺部位，然后以放血部位为中心向四周走罐。以行气活血为主。此法常用于治疗外伤瘀血、红肿不退等（新伤要隔日治疗）。

3．挑刺罐法　此法是用三棱针、注射针头挑断穴位上或病理反应点（如结节、变色点、怒张小血管等）上的皮内、皮下纤维，然后立刻拔罐。本法适应范围较广，对体质虚实的各种类型急慢性病症，如慢性支气管炎、哮喘、冠心病、高血压、胃肠慢性炎症、风寒湿所致腰腿痛及皮肤病、痔疮等均可采用。

4．皮肤针罐法　此法是用皮肤针（梅花针）在需治疗的部位、穴位进行叩击，局部皮肤出现潮红或渗血即止，立刻用火罐吸拔。此法取穴面积较大（如肩背腰腹部）或取穴较集中，适用范围较广，具有拔罐和梅花针叩刺的双重治疗作用，适用于各种急慢性疾病。

5．火针罐法　此法是用烧红的火针（钨钢制的粗针）先速刺穴位或病灶，然后立刻拔罐的方法。施术时要避开大血管、神经。为了使刺入准确，术前可在局部涂以碘酒或红药水作标记，然后将在酒精灯上烧红的针尖快速刺入预定的深度后立即拔出，再用火罐吸拔 5 ～ 10 分钟。本法有温经散寒、软坚散结的作用，适用于寒湿性关节痛、良性结节肿块、冷性脓肿等病症。

6. 针罐操作注意事项

（1）针罐操作术前对针具及施术部位要严格消毒，以免发生感染。

（2）留针拔罐时，进针后留在皮面上的针柄长度，要小于罐腔的高度，以免扣罐后压弯针柄而出现疼痛等不适。还应防止因肌肉收缩发生弯针、折针现象。避免将针刺入过深造成损伤。所以对胸部、背部、胁腹部、肾区等，以及有大血管、神经分布的穴位，尤其是对于瘦弱者，直刺不宜过深。

（3）在利用三棱针等进行刺血时，要防止截断皮下的重要组织。如主要的血管、神经等。故凡皮下浅表有重要组织的部位（如颈侧、腹股沟或上臂内侧等处），应特别谨慎。

（4）拔罐后皮肤被吸入罐内，因此散刺或叩刺面积须较选定的火罐口径略大，这样拔罐后，该面积可以恰巧在火罐口径以内。

（5）当在相接连的两个以上部位进行刺络拔罐时，散刺或叩刺部间距要适当增宽，因为拔罐后，皮肤被吸入罐内，间距缩短，以致再往下拔时，火罐不能准确地拔到散刺或叩刺的中心，或因皮肤被向两端过度牵拉产生撕裂样疼痛。

（6）拔罐放血时，达到治疗所需的出血量即应起罐（一般不管针刺面积大小或拔罐数量多少，每次出血总量以不超过 10 毫升为宜，丹毒时可适当增加出血量），为便于观察，宜选用透明罐具，出血量过多时，应立即起罐，并按压止血。

（7）拔瘀血或脓肿时，若出血缓慢，皮肤有皱缩凹陷，说明瘀血或脓液基本拔出，当及时起罐。

（8）治疗前须向患者说明治疗情况，以免产生恐惧心理。

六、针刺拔罐常用的体位

拔罐疗法应根据不同部位的疾病选择不同的体位，体位的选择原则是舒适持久，便于施术。

1. 卧位　应用范围广泛。有仰卧位、俯卧位、侧卧位。对初诊、年老体弱、小儿和有过敏史、晕针史的患者，均宜采用卧位。常用卧位有以下三种。

（1）仰卧位：取头面、胸腹、上肢掌侧、下肢前侧及手、足部的穴位时均可选用此体位。患者平卧于床上，颈部及膝部膝弯处用枕或棉被垫起（图 2-26）。

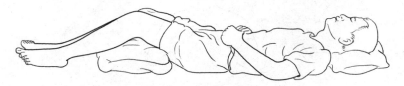

图 2-26　仰卧位

（2）俯卧位：取头颈、肩背、腰骶及下肢后侧诸穴时可采用此体位。患者双手屈曲抱枕，面向下，下肢平放，俯卧于治疗床上（图 2-27）。

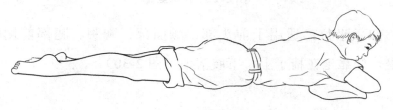

图 2-27　俯卧位

（3）侧卧位：周身（除接触床的部位外）的各个部位诸穴时均可用此体位。患者侧卧于治疗床上，下肢可呈屈曲状（图 2-28）。

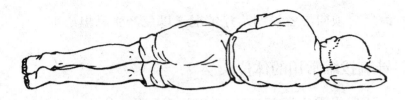

图 2-28　侧卧位

2．坐位　一般地说，有条件采用卧位则不选用坐位，以防罐具脱落、损坏或晕罐等不良反应。常用坐位有以下六种。

（1）正伏坐位：适用于头部、颈项及肩背部。腰骶部取穴时也可用此体位。患者端坐于一方凳上，两腿自然下垂，双手屈曲，头向前倾靠于桌面上（图 2-29）。

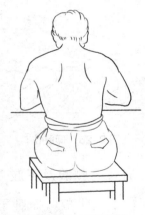

图 2-29　正伏坐位

（2）仰靠坐位：适用于前头部、颜面部、胸腹、腿部前侧等穴位。患者正坐，仰靠坐在椅子上，下肢落地（图 2-30）。

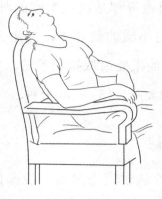

图 2-30　仰靠坐位

七、拔罐吸拔时间长短的确定

拔罐吸拔时间的长短，也是拔罐疗法临床应用应该注意的重要因素。原则上由以下情况决定。

1. 根据病情的需要和患者的耐受程度而定　疼痛的疾病，需要吸拔的时间，要长一些为宜；麻痹的病症，需要吸拔的时间，要短一些为宜。如果遇到患者疼痛感特别难受时，就可以提早起罐；如果患者感觉舒适，罐的吸力也不是很大，而局部的肌肉又比较丰满，时间就可以长一些。体格消瘦虚弱者，罐子吸拔的力量要小，时间要短，拔罐的数量要少；体质健壮肌肉丰满者，罐子吸拔的力要大，拔罐的数要多，吸拔的时间要长。患者比较敏感，耐受能力比较差，吸拔的时间要短；患者反应正常，耐受能力比较强，吸拔的时间可以长一些。新接受拔罐疗法的患者，即首次接受拔罐疗法的患者，吸拔的时间要短一些，经常接受拔罐疗法的患者，吸拔的时间可长一些。

2. 根据拔罐的形式和罐具决定　闪罐、走罐、针罐的治疗时间以局部或罐下皮肤出现潮红或花红豆点的丹痧、痧块、痧斑、瘀斑等为度。而其他罐法则因方法不同要求局部潮红、紫斑、肿胀，甚至局部灼热疼痛、抽拉感、针罐的针感、出血等都是决定留罐的时间，一般 10 ～ 20 分钟。如果采用兴奋手法，所用小罐的数要少，使用大罐数目较多，吸拔的时间要短，10 ～ 15 分钟；如果要采取抑制手法，用小罐的数要多些，大罐的数目较少，吸拔的时间要长，15 ～ 30 分钟。

八、正确科学地起罐

1．**起罐方法**　拔罐疗法过程中最后一步操作。根据使用罐具、排气方法不同，起罐法一般分为手工起罐和自动起罐两种（图 2-31）。

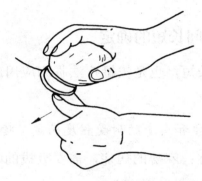

图 2-31　起罐方法

（1）手工起罐法：此法为临床所常用。常规手法是用一手轻按罐具向左倾斜，另一手以拇指式示、中指按住倾斜对方罐口处的皮肤（肌肉），使罐口与皮肤之间形成空隙，让空气进入罐内，吸力就会消失，则罐具自落。切不可硬拉或旋转罐具，以免损伤皮肤。

（2）自动起罐法：凡有自动起罐装置的罐具，起罐时，先卸掉气嘴上的螺丝帽，再抽气门芯使空气从气嘴进入罐内则罐自落。

2．**起罐的时间**　起罐时间要按病情的需要而定。如果遇到患者紧痛感特别难受，就可以提早起罐；如果患者感觉舒适，时间可以长些，按要求时间起罐。

但必须注意罐法，如用贮水罐或贮药罐时，特别是应拔部位为水平面（如患者为俯卧位，在其背部拔罐时），应先将患者拔罐部位调整为侧位后，再起罐，也可在罐的一侧涂少量温水。如腰部拔罐时，在腰的左侧或右侧涂水，然后将罐移向涂水的一侧，使其罐口从朝下的方向转为朝上再起罐。用注射器抽气罐，空气吸筒抽气罐起罐时，也可向罐内注入空气，则罐具自落；或用挤压罐起罐时，用力挤压罐具，则负压消失，罐具自落。

3. 起罐的顺序　在起多个罐具时，要按拔罐先后顺序而定。原则是先拔先起，后拔后起。还要注意上下顺序，如在背部拔多个罐时，应按先上后下的顺序起罐，这样起罐，可防止发生头晕脑涨、恶心呕吐等不良反应。

4. 起罐后的局部处理　起罐后，用消毒纱布（或干棉球）轻轻拭去罐斑处的小水珠、润滑剂、血迹等。若配合割治，挑治时，起罐后宜用消毒敷料覆盖伤口，以防感染。如拔治疮痈时，常会拔出脓血，应预先在罐口周围填以脱脂棉或纱布，以免起罐时脓血污染衣服、被褥等，起罐后，擦净脓血，并对伤口进行适当处理。若有水疱，可用无菌针刺破，抹干后涂甲紫即可。若局部绷紧不适，可轻轻揉按，使其放松。若皮肤干裂，涂植物油或刮痧油即可。针刺或刺络拔罐后，针口应用医用乙醇消毒。皮肤下出现紫红斑点属正常反应，无须特别处理。

起罐后，若拔罐部位有痒感，嘱患者切不可搔抓，以免感染。罐斑处的紫绀色，可于几天内消失，不必顾虑。起罐后，应嘱患者适当休息一下，消除疲乏感觉，忌当风口，以防外邪侵袭。

九、拔罐疗法的注意事项

1. 拔罐前的准备

（1）做好器材准备：如用火罐疗法，就选择口径大小不等的火罐足够用的个数，备好乙醇和棉球，备好火柴或酒精灯、油灯、蜡烛，长镊子两把，肥皂，毛巾，面盆。如用竹罐疗法，就选择口径大小不等的竹罐数十个，中药、铝锅、电炉或火炉，毛巾，大镊子。如用药罐法，就用青霉素瓶切去瓶底，或用大小不等的盐水瓶截掉下部2/3，将余下的瓶底磨平，或在玻璃制品厂特制，瓶口橡皮塞保留备用，准备好足够用的药液。

（2）术者洗干净手，做好技术操作准备。

（3）给患者解释清楚，摆好体位。

（4）保持环境舒适：拔罐时，须保持室内温度适度，避开风门，防止受凉。

2. 选好体位穴位和罐具　根据患者病情等具体情况的不同，选择好拔罐治疗的体位、施术穴位、部位，以及罐具等。

（1）选准应拔部位：根据"配穴法"取穴原则，选准应拔部位。一般取穴以肌肉丰满、皮下组织丰富、毛发稀少、局部皮肤紧张的部位，如背部、腹部和四肢为多，根据病情选定主穴与配穴，一般以2～3个为佳。

（2）选择好体位：一般原则是，患者体位既要舒适，又要便于拔罐操作。并将穴位暴露，擦洗干净，如有毛发，须剃去；如要行特别拔罐法（针罐法、血罐法等）应局部消毒。

（3）根据患者体质和病情来选择罐具型号和口径大小、罐具多少。每次需用罐具数目和口径大小，要根据病情轻重、体质强弱、患部面积大小、年龄及皮肤的弹性等情况而定。一般是中、小口径的罐具多拔几次，作用较大；体弱的老年人及7岁以下儿童，宜用较小口径的罐具。如拔罐部位在背、腰、腹、胸部，可用大号罐子；如部位在肩、臀、大腿部，可用大号或中号罐子；如部位在小腿、上肢可用中号或小号罐子；

如部位在手、足或阿是穴，则应用小号罐子。吸拔部位是平坦、肌肉丰满、皮下脂肪较厚可用大罐；部位窄小、肌肉较薄、皮下脂肪少可用小罐；如部位是小的关节或穴位，则用小竹罐或抽气罐。

3．掌握拔罐吸力　吸拔力的大小与扣罐时机及速度、罐具的大小、罐内温度等因素有关，用火力或水煮、水蒸气排气拔罐时，若罐内温度高、扣罐速度快、罐具深而大，则吸拔力大，反之则小。一般可根据病情灵活掌握，如患者觉得吸拔不紧，是由于罐内温度低或扣罐动作慢造成吸拔力不足所致，此时应重新拔，或改用较大口径的罐具再拔一次。若吸拔力过大，亦可重新再拔，或按照起罐法稍微放进一些空气，以减轻吸拔力。如果是拔罐部位凹凸不平而造成漏气，须改换部位再拔，或改用面垫罐法。

拔罐时，患者不要随便移动体位，以免罐具脱落。罐具数目多时，距离不宜排得太近，否则因罐间互相挤压而致脱落。

4．拔罐时间长短适宜　如病情重、病灶深，及疼痛性疾病，拔罐时间宜长；病情轻，病灶浅及麻痹性疾病，拔罐时间宜短。拔罐部位肌肉丰厚（如臀部、大腿部），拔罐时间可略长；拔罐部位肌肉薄（如头部、胸部、背部），拔罐时间宜短。气候寒冷时，拔罐时间可适当延长；天热时则相应缩短。体质强壮青年人，拔罐时间可适当延长；体质虚弱、老年人或7岁以下儿童则相应缩短。

5．严密观察患者反应

（1）注意患者的反应：在拔罐时，随时询问患者的感觉，如患者有发热、发紧、发酸、凉气外出、温暖、舒适、思眠入睡等，都属于正常得气现象。如出现痛较明显，或灼热感难受时，应立即起罐，变换部位后再行拔罐，或减小吸拔力，或改用口径较小的罐具多拔几次。拔罐后无感觉为吸拔力不足，应重拔。

（2）晕罐及其处理：患者有晕罐征兆时，如头晕、恶心、面色苍白、四肢厥冷、呼吸急促、脉细数等症状时，应及时取下罐具，并令患者取头低脚高体位平卧。轻者喝些开水，静卧片刻，即可恢复。重者（如血压下降过低，呼吸困难等）可用卧龙散或通关散少许（两方均详见《中药鼻脐疗法》程爵棠编著，人民军医出版社 1993.02）吹入鼻中，取喷数次后，一般可恢复；也可针刺人中、少商、合谷等穴；或重灸关元、气海、百会等穴；必要时注射可拉明或苯钾酸钠、咖啡因等中枢兴奋剂。

（3）注意特殊患者：初次治疗、过度紧张、年老体弱的患者，尤应注意发生意外反应，以便及时处理。对这类患者宜选用小号罐具，拔的罐数要少，并尽量采用卧位。过度疲劳、酒后、饥饿等情况下，应适当休息或采用较轻手法拔罐。

6．拔罐术后处理

（1）水疱的处理：烫伤、吸拔过久、皮肤过敏，比较容易出现水疱。一旦发生水疱，要防止擦破，可涂少许甲紫，也可不作处理，任其自然吸收。如果水疱较大，可用消毒毫针刺破放出疱液，或用消毒注射器抽出水疱内液体，然后敷利凡诺纱布，再用消毒干敷料覆盖、固定。但此处不宜再拔罐，待至愈合后，方可拔罐。但水疱则应注意保护，由其自然吸收，因其渗出液的自然吸收过程对于增强免疫功能有很大的临床意义。

（2）罐具的保管：罐具用后要认真清洗，采用适当的方法消毒。罐具要妥为保管，竹罐不宜放在火烤和日晒的地方，也不宜浸泡水中；如果是陶瓷罐、玻璃罐等，切忌相互碰撞，以免造成毛口。

十、患者拔罐过程的反应与处理

1．正常反应　拔罐通过不同的手法产生负压吸引，使局部的皮肤、血管、神经、肌肉等组织隆起于罐口平面以上，患者感觉局部有牵拉、紧缩、发胀、温暖、透凉气、酸楚、舒适等反应；部分患者拔罐时疼痛逐渐减轻，当留罐一定时间或闪罐、走罐、摇罐等手法后，皮肤对刺激产生各种各样的反应，主要是颜色与形态的变化，一般把这种现象称为"罐斑"。局部皮肤出现潮红、红点、紫斑等类似的不同瘀点，皮肤的这些变化属于拔罐疗法的治疗效应，若患者无明显不适，则 2 ～ 5 天自然消退，可自行恢复，无须作任何处理。

如用针刺后拔罐、刺络（刺血）拔罐时，治疗部位如有缓慢出血，或用拔罐法治疗疖痈时，罐内拔出大量脓血或坏组织等，此亦均为正常现象。部分患者皮肤反应明显或较重，出现深红、紫黑、青斑、触之微痛者多为瘀血热毒；若出现水肿、小水疱、罐内较多水汽者多为湿气水饮；有时拔罐后其水汽色呈血红或黑红，多表示久病湿夹血瘀的病理反应；皮色无明显变化、发凉者多为虚寒病症；如在拔罐后，皮肤表面出现微痒或出现皮纹，多表示患有风证。这些对诊断和判断预后有指导意义。

2. **异常反应**　拔罐后患者感到局部紧拉、疼痛、不舒难忍，或产生不同的远端和全身反应，如发冷发热、麻木、窜痛、肿胀等均属于异常反应。其原因要考虑以下因素。患者精神紧张，疼痛敏感；吸力过大；选择部位不合适（神经、血管、骨骼、肌肉丰隆、创面等不理想部位）；罐具质量差，边缘不平滑；吸拔时间过长；罐法的选择和使用方法不适于患者的病情或体质；患者的病情或体质不宜拔罐。

应根据具体情况予以适当处理。如此处不宜再行拔罐，可另选其他部位。针后拔罐或刺络（刺血）拔罐，如罐内有大量出血时（超过治疗所要求的出血量）应立即起罐，用消毒棉球按住出血点，不久即能止血。个别患者因过度虚弱、疲劳、饥饿、恐惧心理或以上原因而在拔罐中出现头晕、恶心、呕吐、冒冷汗、胸闷心慌、甚至昏厥等。这些反应，只要在操作中细心认真，密切观察，灵活选用，都可以避免。

3．异常反应的预防和处理

为了避免异常反应的发生，施术者应该注意以下几个方面。

（1）做好术前准备，消除患者紧张情绪和恐惧心理。

（2）个体有别，病症不同，吸力适当，时间相宜。

（3）选择合适穴位、部位，避开骨端凸隆处、神经血管敏感处、创面和不宜拔罐的部位。

（4）选择合适口径大小和质地较好的罐具，避免罐口不平或裂纹、底阀漏气等。

（5）询问患者感觉和注意观察罐内的皮肤变化，如有水疱、瘀斑、过度隆起或感觉疼痛等，应及时处理。

（6）罐法配合应用得当，特别是留罐、走罐、闪罐、刮罐等，既要对症病情，又要患者接受。

（7）对于过度饥饿、疲劳、紧张、饮酒的患者，尽量不要施术或轻手法罐法。

如在拔罐过程中，患者感觉头晕、恶心、目眩、心悸，继则面色苍白、冷汗出、四肢厥逆、血压下降、脉搏微弱，甚至突然意识丧失，出现昏厥，即晕罐。晕罐的发生，究其原理多为脑部暂时性缺血所致。应及时取下罐具，使患者平卧，取头低脚高体位。轻者喝些开水或糖水适量；若不能缓解，可揉按合谷、内关、太阳、足三里等穴；静卧片刻即可恢复。重者可用卧龙散或通关散吹入鼻内，连吹 2～3 管，待打喷嚏数次后，神志即可清醒。或针刺百会、人中、中冲、少商、合谷等穴；必要时注射可拉明、安钠咖等中枢兴奋剂。

十一、临床中医罐法的正确选择

根据疾病的证候表现，分析其病因、病机，辨证确定中医治则，按照不同治则，选择适当的罐法。以下是不同治则适合使用的罐法。

（1）祛风除湿、温经散寒：可用闪罐法、水罐法、单罐法、发泡罐法、针罐法、留罐法、灸罐法、神灯罐法、频谱罐法、刮痧罐法等。

（2）活血通络、消肿止痛：可用留罐法、多罐法、走罐法、摇罐法、提罐法、转罐法、刮痧罐法、按摩罐法、灸罐法、药罐法、神灯罐法等。

（3）清热降火、解毒泄浊：可用留罐法、单罐法、药罐法、针罐法、提罐法、水罐法、发泡罐法、刮痧罐法等。

（4）益气温阳、扶正固本：可用留罐法、药罐法、摇罐法、走罐法、按摩罐法、灸罐法、神灯罐法、频谱罐法、刮痧罐法、磁罐法等。

（5）吸毒拔脓、祛腐生新：可用单罐法、针罐法、水罐法、药罐法、摇罐法、提罐法等。

（6）强壮身体、平衡阴阳：可用留罐法、按摩罐法、针罐法、灸罐法、刮痧罐法、摇罐法、走罐法、神灯罐法、频谱罐法、磁罐法等。

十二、拔罐疗法的补泻手法

临床上应用拔罐疗法可归纳为补法、泻法和平补平泻法三种。

1．补法　"虚则补之"。"虚"是指正气不足，多由于禀奏赋不足或久病所致。阳虚气虚者，可用小号罐，轻轻吸拔，留罐时间稍短，以振奋人体正气；偏于阴虚者，可用小号罐，用极小的力量吸拔，以能吸住皮肤即可，意在缓慢调节阴阳平衡。如为脏腑经络之气虚，失却固摄，致阳气暴脱，汗出不止，或脱肛、子宫下垂等，则可用中小号罐，吸拔力量稍大些，时间稍长，使吸拔部位能充血，见红印，以达到温通经络、助阳散寒的目的。若寒邪较盛，致脏腑经络之气凝滞，则必须重拔留罐，或者走罐以激发经气，促阳气恢复以散寒。

2．泻法　"盛则泻之"。"盛"是指病邪盛满。在拔罐的时候，应用泻法或刺血拔罐法，即选用大号罐，重力吸拔，留置时间尽量长。如出现邪热较盛，临床上可见以五脏六腑和某一经为主的全身症状，也可见某一经的局部症状，可用刺络拔罐或行针罐，选用大号罐，加大吸拔力量，延长留罐时间，使吸拔部位出现深红色甚至紫红色罐斑，或者出现水疱，以泻其邪热。如存在经络癖滞，例如因跌扑闪挫或血癖气滞所致的肿痛结块，以及邪热入于营血证候，宜用三棱针点刺出血，然后以大号罐重力吸拔，留罐时间宜长，也可用多罐密排法，使去瘀泻热，通经调气。

3. 平补平泻　介于补泻之间，多用于临床征象"不盛不虚"的疾病，选用中号罐，吸拔力量介于补泻二法之间，留罐时间在 15 分钟左右。被吸拔部位的皮肤反应为淡红色。

第 3 章　针罐疗法经穴常识

一、经络的概念及组成

（一）经络的概念

要理解经络概念的内涵就必须明白经络的作用。经络的作用不外乎两点，八个字：联系内外，运行气血。具体说来就是在结构上联系内外，在功能上运行气血。

（1）结构上：经络遍布全身，联系身体的上、下、内、外，将全身的脏腑、形体、官窍及皮毛等所有的器官组织联系在一起，就像一张网，将身体的各个部分联结在一起，这个网的主绳是"经"，原意是"纵丝"，就是直行主线的意思，网的支绳是"络"，网络，支线的意思。针灸穴位挂图上，人体模型图上有线有点，点代表的是腧穴，线代表的就是经络，看起来有些杂乱无章，实际上是有规律的，图的正、侧面及背面加起来一共有 26 条线，其中有 24 条对称地分布在身体的两侧，每侧 12 条，称为"十二经脉"，另外两条分布于身体的正中线，一前一后，前为任脉，后是督脉。

小贴士

十二经脉加上任、督二脉合称"十四经"，是经络系统中的主干，另外还有许许多多的络脉，有大有小，把经络系统比喻成一棵枝繁

叶茂的大树的话，十四经是树干，络脉就是树干上的枝枝杈杈，遍布于全身的每一个角落，加强了十四经脉之间的联系，并将十四经的气血能够运行到身体的每一个角落。

（2）功能上：运行气血，这是经络最重要的作用，人体内一些气血循行的现象是经络概念产生的客观依据。

总之，经络系统就像一张网，十二经脉以及任、督二脉是这个网的总绳，不是有"提纲挈领"这么个成语吗？十二经脉和任、督二脉就是这个网的"纲"，众多的络脉是这个网的支绳，形成了一个四通八达的网络系统，将人体包括五脏六腑在内的所有器官和组织联系在一起，形成一个整体，每一部分之间既是相互联系，又是相互影响的，整体观念，是建立在经络基础之上的。可见经络对于中医的重要性。

（二）经络系统的组成

经络系统由十二经脉、奇经八脉和十二经筋、十二经别、十二皮部，以及十五别络和浮络、孙络等组成，见图3-1。

二、穴位的概念

腧穴穴位是人体脏腑经络气血输注于体表的部位。腧与"输"通，有转输的含义，"穴"即孔隙的意思。腧穴在《黄帝内经》中有"节""会""气穴""气府""骨空""溪"等名称。《甲乙经》中称为"孔穴"，《圣惠方》中称为"穴位"。

早在石器时代，我们的祖先在生产劳动的同时，还与自然环境作斗争，与疾病作斗争，当时没有什么医药可谈。人体某处有了病痛，很自然就会用手去揉按或者捶击，从而使病痛得到缓解，有时候偶然的情况

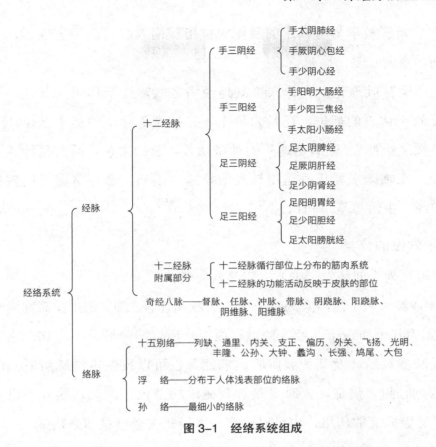

图 3-1 经络系统组成

下被火灼伤，或被乱石、荆棘所刺伤，结果使身体某部位的病痛得到减轻和消失。这种有限的偶然现象重复出现了多次，经过了漫长的历史长河，使人们从感性认识逐渐提高到理性认识，从无意地受到刺激减轻病痛到有意的去刺激，如灼烤、捶击某些部位从而亦使病痛得到治疗，这样就产生了穴位的概念。这时既没有规定的部位，也没有所谓的穴名，只是"以痛为腧"——这是最早的穴位概念。

而对穴位有系统研究的当推最早的《黄帝内经》，它指出，"气穴所发，各有处名"，并记载了 160 个穴位名称。晋代皇甫谧编纂了《针灸甲乙经》，对人体 340 个穴位的名称、别名、位置和主治一一论述。迨至宋代，王惟一重新厘定穴位，订正讹谬，撰著《铜人腧穴针灸图经》，并且首创研铸专供穴位指压教学与考试用的两座穴位指压铜人，其造型之逼真，端刻之精确，令人叹服。

按照中医基础理论，人体穴位既是经络之气输注于体表的部位，又是疾病反映于体表的部位，还是穴位指压、按摩等疗法的施术部位。穴位具有"按之快然""驱病迅速"的神奇功效。总的来说，腧穴是针灸施术的部位，在临床上要正确运用针灸治疗腧穴疾病，必须掌握好腧穴的定位、归经、主治等基本知识。

（一）穴位的分类

穴位可分为十四经穴、奇穴、阿是穴三类。

1. 十四经穴　十四经穴为位于十二经脉和任督二脉的腧穴，简称"经穴"。经穴因其分布在十四经脉的循行线上，所以与经脉关系密切，它不仅可以反映本经经脉及其所属脏腑的病症，也可以反映本经脉所联系的其他经脉、脏腑之病症，同时又是针灸施治的部位。因此，腧穴不仅有治疗本经脏腑病症的作用，也可以治疗与本经相关经络脏腑之病症。

2. 奇穴　奇穴是指未能归属于十四经脉的腧穴，它既有下定的穴名，又有明确的位置，称"经外奇穴"。这些腧穴对某些病症具有特殊的治疗作用。奇穴因其所居人体部位的不同，其分布也不尽相同。有些位于经脉线外，如中泉、中魁；有些在经脉线内，如印堂、肘尖；有些是穴位组合之奇穴，如四神聪、四缝、四花等穴。

3. 阿是穴　阿是穴又称压痛点、天应穴、不定穴等。这一类腧穴既无具体名称，又无固定位置，而是以压痛点或其他反应点作为针灸部位。阿是穴多位于病变的附近，也可在与其距离较远的部位。

阿是穴是唐代医学家孙思邈在临床中首先发现的。民间传说有一患严重腿痛的患者，吃了几天孙思邈开的汤药并没见效。配合吃汤药，孙思邈又加上针灸，扎了几天的针还是不见效，腿仍疼痛难受。孙思邈面对病情未见好转的患者，想着这些吃的药和扎针所取的穴位在典籍上都是有记载的，依此治病为何不见疗效，是否还有没被发现的治腿痛的新穴位？孙思邈一面想一面在患者腿上轻轻地掐。掐一处就问一问：是不是这儿疼？掐着掐着突然患者高声地喊起来："啊唷"。孙思邈加重掐又急忙问："是不是这儿？"患者说："啊——是这儿！"孙思邈就在此处扎了一针。说来也怪，患者的腿居然不痛了。

扎这一针的穴位，任何书上都没记载。要记下这穴位就得先给它起个名。孙思邈想着刚才的情景：患者"啊——是"地说是这儿，就把这个穴位叫"阿是"穴。阿是穴及其在针灸治病中的应用，已被千余年来无数用针灸治病的医师所肯定。孙思邈发明了"以痛取穴"针刺治病的方法。此后，阿是穴的叫法便流传下来了。从此，人身上又多了一个痛点穴位阿是穴。孙思邈博学多才，在临床中首创阿是穴，对针灸学发展作出了杰出贡献。孙思邈在《千金要方》中指出：阿是穴又称天应穴、不定穴、扪当穴，凡是不定名穴位，无一定主治功用，无一定数目，以痛为腧，为阿是穴，阿是穴在临床上应用较广，可补经穴主治之不足。为此千百年来，经穴、奇穴、阿是穴等，组成腧穴的完整体系，促进了针灸学的发展。

小贴士

孙思邈，京兆华原人（今陕西省耀州区孙家塬）人，是我国乃至世界历史上著名的医学家和药物学家，被人们尊为"药王"。孙思邈约生于公元581年，卒于公元682年，享年一百零一岁，一生经历了隋、唐两代六位帝王。隐居太白山中，号"太白处士"。他隐居山林，研究医学和养生之道，人称"药王"，又号"真人"，时人以神仙视之。

（二）穴位的治疗作用

腧穴不仅是气血输注的部位，也是邪气所犯的处所，又是针灸治疗疾病的刺激点。运用腧穴治疗疾病的关键就是接受适当的刺激以通其经脉，调其气血，使阴阳归于平衡，脏腑趋于和调，从而达到祛除病邪的目的。针灸治疗的原理，就是通过刺激局部的腧穴，发挥经络的调整和传导作用，给脏腑甚至于机体以整体影响。腧穴的治疗作用以下三个方面。

1. **近治作用**　这是所有穴位作用所具有的共同作用，凡是腧穴均能治疗该穴所在部位及邻近组织器官的病症，如悬颅、颔厌治偏头痛；面目浮肿，取水沟、前顶；耳聋气闭，取听会、翳风；上肢病可取肩髃、曲池、合谷；下肢病可取环跳、委中等；取肺俞、风门、天突等穴治疗肺部疾患；取心俞、巨阙、章门等治疗心、脾、胸胁疾患；取中脘、天枢、大肠俞等穴治疗胃肠疾患；以及取肾俞、关元、中极、维道等穴治疗泌尿、生殖疾患等。如是以少阴肾经腧穴为例：足底的涌泉可治足心热；足跟的大钟可治疗足跟痛；腓肠肌下端的筑宾可治小腿内侧痛；少腹部的横骨、大赫可治生殖、泌尿系统疾病，上腹部的幽门、通谷可治胃肠病；胸腹部的俞府、神藏可治肺脏病。余脉皆如此。也就是说，每个经穴随着经脉循行部位的不同，其主治重点也随之转移，由于每条经脉的经穴都存在这个共性，因此，应用经穴治疗局部体表或邻近器官疾患，往往可不受经脉所循线路的制约，而体现出横向的阶段性的分部主治规律。

2. **远治作用**　这是十四经穴作用的基本规律。在十四经腧穴中，尤其是十二经脉在四肢肘膝以下的腧穴，不仅能治局部病症，而且能治本经循行所涉及的远隔部位的组织、器官、脏腑的病症，甚至具有治疗全身病患的作用。如《针灸大成》记载：三里内庭穴，肚腹妙中诀；曲池与合谷，头面痛可撤；腰背痛相连，委中昆仑穴。《针灸聚英》也有类似记载：肚腹三里留，腰背委中求，头项寻列缺，面口合谷收。头面之疾寻至阴，腿脚有疾风府寻，心胸有病少府泻，脐腹有病曲泉针。如此等等，可见经穴的远治作用与经络的循行分布是紧密相连的。

从字义上来看经穴，顾名思义就是经络之穴。这也指明了经穴主治与经络之间的关系。例如手太阴肺经肘以下的穴位，一般都能主治肺脏、气管咽喉及相应体表部位的疾病，而手太阴肺经所出现的病候，又同该条经脉的穴位主治基本一致。又如临床上常取合谷治疗牙痛，内关治疗胃脘痛，后溪中渚治疗颈项扭伤，足三里、上巨虚治疗胃肠疾患等，都是根据经络循行近病取远道穴位的理论。其他如上病下取、下病上取、中病旁取，左右交叉及前后对刺等，同样是基于经络学说的此原理。经络的循环有表里相合，交叉交会、根结、标本、气街等多种联系的特性，这种特性也反应在腧穴的远治作用上，如取大椎穴退热，遗尿可以取三阴交。

根据经络学说的叙述，每条经脉上所分布的穴位，是这条经脉脉气所发的部位。如果这条经脉发生了异常变化，即出现各种病候，就可以通过刺激这条经脉的穴位，调整经脉、脏腑的气血而把疾病治愈。在经络学说中常有"经脉所过，主治所及"的论述，即指出经脉病候与穴位治疗作用的密切关系。根据《黄帝内经》记载，经脉的病候可以分为外经病候和脏腑病候两个方面，外经病候是指邪气侵袭体表循行部位，导致经脉发生病变而反映出来的各种症状和体征，故又称本经体表病候；脏腑病候则为邪气沿经脉体内循行所侵犯至所属经络及相关联的脏腑所表现的症状和体征。因此，每个经穴的治疗作用都可以体现在本经的外经病候和脏腑病候两个方面。如手太阴肺经的尺泽、孔最、列缺、鱼际等，均可以治疗咳喘、气逆等肺脏病候，同时有能主治肘臂肿痛、胸痛等外经病候。其他各条经脉的经穴也都有类似的情况。

小贴士

经穴的远治作用，尤以四肢肘膝关节以下的穴位最为明显。在《黄帝内经》以四肢为根、为本，头身为结，为标，十二经的"本"都在四肢下端部位，"根"即四肢末端的井穴。扼要地说明了肘膝以下经穴对治疗其远隔部位疾患的重要作用，这些穴位对治疗内脏及全身疾病都具有重要意义。

3．**特殊作用**　腧穴的特殊治疗作用主要指腧穴的相对特异性和双重调整作用两个方面而言。

（1）腧穴的特异性：指穴位与非穴位或这一腧穴与那一腧穴在治疗上所具有的不同特点，也就是每一个腧穴对不同脏器与部位所发生的各种病变具有特殊作用。腧穴的特殊治疗作用，首先表现在穴位与非穴位的明显差别。大多数的研究资料证明，穴位的作用明显，非穴位大多无作用或作用较差。这样，取穴的准确与否就直接关系到疗效的好坏，是十分关键的。其次是不同腧穴之间的治疗作用差异显著，如针刺合谷、颊车、地仓可以治疗口眼㖞斜；刺环跳、风市、委中、阳陵泉可以治疗下肢痹痛，但将这两种治法反过来用穴则基本无效。这说明穴位的确有其特异性，经临床实践验证疗效是可靠的。

（2）双重调整作用：所谓的腧穴的双重良性调整作用，即在机体不同状态下，同一腧穴体现出两种相反的治疗作用，称为"双关性""双相性"等，如百会穴，在清气下陷时可以升提清气，在肝阳上亢时可以平肝潜阳；内关可使心动过缓者加快心跳，心动过速者减缓心率；合谷穴在解表时可以发汗，在固表之时又能止汗，等等。腧穴的这一治疗特性，使针灸治病具有广泛的适应性和一定的安全性。所以只要掌握针灸的基本原则，即使对无病的人，或配穴欠妥，也不会发生不良反应。因为针灸是调整机体的异常现象，偶尔制之，对正常的生理功能影响不大，或者是短暂的改变，不久就恢复原来的状态了。因而笔者认为：有关穴位对正常功能状态下的脏器亦可不起明显作用。

小贴士

在讨论腧穴的双重治疗作用之时，有两点是需要反复加以注意的。其一，补与泻是针灸施术的基本法则，其方法、作用完全彼此相反。在治疗时，腧穴处方既成，结合病情适当运用不同的补泻手法，才能提高治疗效果。其二，腧穴间的相互配伍加减可明显改变处方的治疗效应。而"病有增减，穴有抽添，方随症移，效从穴转"讲的就是这个道理。

（三）穴位的定位方法

取穴是否准确，直接影响针灸的疗效。因此，针灸治疗，强调准确取穴。为了准确取穴，必须掌握好腧穴的定位方法，常用的腧穴定位方法有以下几种。

1."骨度"定位法　以自身体表骨节为主要标志来定位全身各个部位的长度和宽度，定出分寸后再用于穴位定位的方法，又称"骨度分寸定位法"。那么，常用的骨度分寸定位法又有哪些呢？下面就按照头面部、胸腹胁部、背腰部、上肢部、下肢部的顺序逐一列举如下，见图 3-2 至图 3-6 及表 3-1。

（1）头面部。

• 前发际正中至后发际正中为 12 寸，用于确定头部经穴的纵向距离。

• 眉间（印堂）至前发际正中为 3 寸，用于确定前发际及其实部经穴距离。

•第 7 颈椎棘突下（大椎）至后发际正中为 3 寸，用于确定后发际及其头部经穴的纵向距离。

•眉间（印堂）至后发际正中第 7 颈椎棘突下为 18 寸，用于确定眉间及其头部经穴的纵向距离。

•前额两发角（头维）之间为 9 寸，用于确定头前部经穴的横向距离。

•耳后两乳突（完骨）之间为 9 寸，用于确定头后部经穴的横向距离。

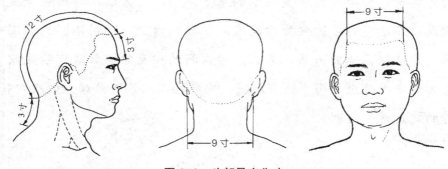

图 3-2　头部骨度分寸

（2）胸腹胁部正面。

•胸骨上窝（天突）至胸剑联合中点（歧骨）为 9 寸，用于确定胸部任脉经穴的纵向距离。

•胸剑联合中点（歧骨）至脐中为 8 寸，用于确定上腹部经穴的纵向距离。

•脐中至耻骨联合上缘（曲骨）为 5 寸，用于确定下腹部经穴的纵向距离。

•两乳头之间为 8 寸，用于确定胸腹部经穴的横向距离。

•腋窝顶点至第 11 肋游离端（章门）为 12 寸，用于确定胁肋部经穴的纵向距离。

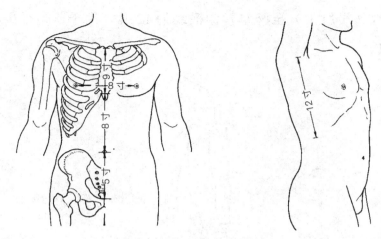

图 3-3　骨度分寸胸腹胁部

（3）背腰部。

•肩胛骨内缘（近脊柱侧点）至后正中线为 3 寸，用于确定背腰部经穴的横向距离。

•肩峰缘至后正中线为 8 寸，用于确定肩背部经穴的横向距离。

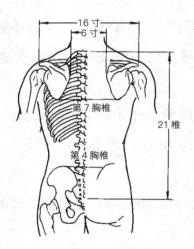

图 3-4　背腰部骨度分寸

（4）上肢部。

•腋前、后纹头至肘横纹（平肘尖）为 9 寸，用于确定上臂部经穴的纵向距离。

•肘横纹（平肘尖）至腕掌背侧横纹为12寸，用于确定前臂部经穴的纵向距离。

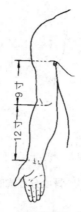

图3-5 上肢部骨度分寸

（5）下肢部。

•耻骨联合上缘至股骨内上髁上缘为18寸，用于确定下肢内侧足三阴经穴的纵向距离。

•胫骨内侧髁下缘至内踝尖13寸，用于确定小腿内侧经穴的纵向距离。

•股骨大转子至腘横纹为19寸，用于确定下肢外后侧足三阳经穴的纵向距离。

•臀沟至腘横纹为14寸，用于确定大腿后侧经穴的纵向距离。

•腘横纹至外踝尖为16寸，用于确定下肢外后侧足三阳经穴的纵向距离。

•内踝间至足底为3寸，用于确定足内侧经穴的纵向距离。

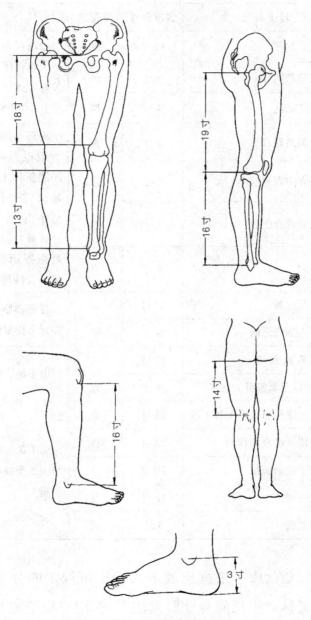

图 3-6　下肢部骨度分寸

表 3-1　常用骨度表

部位	起止点	骨度分寸	度量法	说明
头部	前发际至后发际	12 寸	直	如前后发际不明，从眉间至大椎穴作 18 寸，眉间至前发际 3 寸，大椎穴至后发际 3 寸。用于量头部横寸
	前额两发角之间	9 寸	横	
	耳后两乳突之间	9 寸	横	
胸腹胁部	天突至剑胸结联合	9 寸	直	胸部与胁肋部取穴直寸，一般根据肋骨计算，每一肋肌折作 1.6 寸（天突穴至璇玑穴可作 1 寸，璇玑穴至中庭穴，各穴间可作 1.6 寸计算）胸腹部取穴横寸，可根据两乳头间的距离折量，女性可用锁骨中线代替
	剑胸结联合中点至脐中	8 寸	直	
	脐中至耻骨联合上缘	5 寸	直	
	两乳头之间	8 寸	直	
背腰部	大椎以下至尾骶	21 寸	直	背腰部腧穴以脊椎棘突作为标志作定位的依据
	两肩胛骨内侧缘之间	6 寸	横	
身侧部	腋以下至第 11 肋端	12 寸	直	用于足三阴经的骨度分寸
	第 11 肋端以下至股骨大转子	9 寸	直	
下肢部	耻骨联合上缘至股骨内上髁上缘	18 寸	直	用于足三阴经的骨度分寸。臀横纹至膝中，可作 14 寸折量
	胫骨内侧髁下缘至内踝尖	13 寸	直	
	股骨大转子至腘横纹	19 寸	直	
	腘横纹至外踝尖	16 寸	直	
	内踝尖至足底	3 寸	直	

2.“指寸”定位法　依据患者本人手指所规定的分寸来量取穴位的定位方法，又称“手指同身寸取穴法”，常用有以下三种。

（1）中指同身寸：以患者中指中节桡侧两端纹头（拇指、中指屈曲成环形）之间的距离作为 1 寸（图 3-7）。

（2）拇指同身寸：以患者拇指的指间关节的宽度作为 1 寸（图 3-8）。

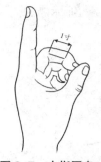

图 3-7　中指同身寸

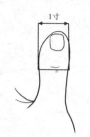

图 3-8　拇指同身寸

（3）横指同身寸：令患者将示指、中指、环指和小指并拢，以中指中节横纹为标准，其四指的宽度作为 3 寸（图 3-9）。

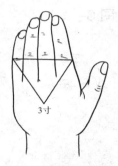

图 3-9　横指同身寸

3．体表解剖标志定位法　即以人体解剖学的各种体表标志为依据来确定穴位位置，可分为固定标志和活动标志两种。固定标志是指由骨节和肌肉所形成的突起、凹陷、五官轮廓、发际、指（趾）甲、乳头、肚脐等，如眉头为攒竹穴。活动标志是指关节、肌肉、肌腱、皮肤随活动而出现的空隙、凹陷、皱纹等。也就是说，活动标志需要采取相应的活动姿势才会出现，如耳屏与下颌关节之间微张口呈凹陷处为听宫穴；咀嚼时咬肌隆起，按之凹陷处为颊车穴等。

4．简便取穴法　简便取穴法是临床中一种简便易行的方法，如立正姿势，垂手中指指端取风市穴；两手虎口自然平直交叉，在示指尽端到达处为列缺穴（图 3-10），拇指尽端到达处为合谷穴。此法是一种辅助取穴方法，为了定位的准确，最好还是结合体表解剖标志或"骨度"折量定位等方法取穴。

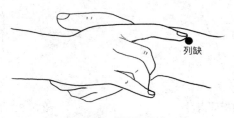

图 3-10　简便取穴

三、十四经穴位及经外奇穴

（一）手太阴肺经穴位（图 3-11）

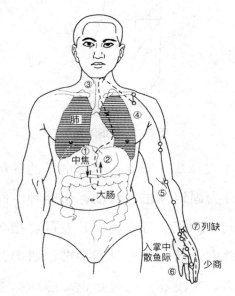

图 3-11　手太阴肺经穴位

1．中府 Zhōngfǔ（LU1）

【定位】在胸部，横平第 1 肋间隙，锁骨下窝外侧，前正中线旁开 6 寸。

【主治】主治胸、肺部病症。常用于咳嗽、气喘、胸痛、胸部胀满等；肩背痛。

2．云门 Yúnmén（LU2）

【定位】在胸前壁外上方，肩胛喙突上方、前正中线旁开 6 寸、锁骨下窝凹陷处。

【主治】主治胸、肺部病症。常用于咳嗽、气喘、胸满、胸痛彻背；肩背痛。

3．天府 Tiānfǔ（LU3）

【定位】肱二头肌桡侧缘，腋前纹头下 3 寸。

【主治】主治鼻部、肺部病症。常用于鼻衄；咳嗽、气喘；瘿气；臂痛。新增：目疾；肺痨。

4．侠白 Xiábái（LU4）

【定位】在臂前区，腋前纹头下 4 寸，肱二头肌桡侧缘处。

【主治】主治心、胸部病症。常用于心痛、咳喘、烦满，或痛而欲呕等。

5．尺泽 Chǐzé（LU5）

【定位】在肘区，肘横纹上，肱二头肌腱桡侧缘凹陷中。

【主治】主治肺部、咽部及局部病症。常用于咳嗽、气喘、胸满、咯血，咽喉肿痛；上肢痹（挛）痛；小儿惊风；干呕、吐泻。

6．孔最 Kǒngzuì（LU6）

【定位】在前臂前区，腕掌侧远端横纹上 7 寸，尺泽（LU5）与太渊（LU9）连线上。

【主治】主治肺部、咽部病症。常用于发（身）热无汗；咳嗽、咯血、气喘，咽喉肿痛；肘臂疼痛。

7．列缺 Lièquē（LU7）

【定位】在前臂，腕掌侧远端横纹上 1.5 寸，拇短伸肌腱与拇长展肌腱之间，拇长展肌腱沟的凹陷中。

【主治】主治肺部、咽部及头项病症。常用于咳嗽、气喘、咽喉肿痛；中风、口眼㖞斜、手腕无力或疼痛；头痛、

列缺

颈项强痛，齿痛。

8．经渠 Jīngqú（LU8）

【定位】在前臂前区，腕掌侧远端横纹上1寸，桡骨茎突与桡动脉之间。

【主治】主治肺心部、咽部病症。常用于咳嗽、气喘、胸痛、咽喉肿痛；手腕痛或无力。

9．太渊 Tàiyuān（LU9）

【定位】在腕前区，桡骨茎突与舟状骨之间，拇长展肌腱尺侧凹陷中。

【主治】主治肺部、咽部病症。常用于咳嗽、咯血、气喘、咽喉肿痛；无脉证，腕臂无力或疼痛等。

10．鱼际 Yújì（LU10）

【定位】在手外侧，第1掌骨桡侧中点赤白肉际处。

【主治】主治肺部、咽部病症。常用于咳嗽、咯血，咽干、咽喉肿痛；发热、头痛。新增：乳痈。

11．少商 Shàoshāng（LU11）

【定位】在手指，拇指末节桡侧，指甲根角侧上方0.1寸（指寸）。

【主治】主治咽部、鼻部、肺部病症。常用于咽喉肿痛及鼻衄、咳嗽、气喘；小儿惊风、癫狂；手指挛痛。

（二）手阳明大肠经穴位（图3-12）

1．商阳 Shāngyáng（LI1）

【定位】在手指，示指末节桡侧，指甲根角侧上方0.1寸（指寸）。

【主治】主治口齿、咽喉部病症。常用于咽喉肿痛、颊肿、齿痛；耳鸣、耳聋；青盲；热病无汗、昏迷；手指麻木或肿痛。

2．二间 Erjiān（LI2）

【定位】在手指，第2掌指关节桡侧远端赤白肉际处。

【主治】主治口齿部、鼻部、咽部病症。常用于齿痛、鼻衄、口眼㖞斜、咽喉肿痛，目昏；热病；肩痛。

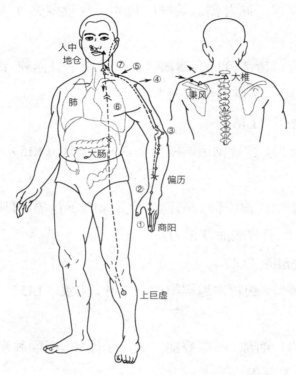

图 3-12　手阳明大肠经穴位

3．三间 Sānjiān（LI3）

【定位】在手背，第 2 掌指关节桡侧近端凹陷中。

【主治】主治口齿部、目部、咽部病症。常用于齿痛、咽喉肿痛、目痛、肩痛；胸满、肠鸣；发热而喘；手背及手指肿痛等。牙拔除术针麻用穴。

4．合谷 Hégǔ（LI4）

【定位】在手背，第 2 掌骨桡侧的中点处。

【主治】主治口面部、咽部病症。常用于齿痛、口眼㖞斜、口噤、面肿；头痛、目赤肿痛、鼻衄、鼻塞、耳聋、咽喉肿痛；闭经、滞产；中风、失音、臂腕不用；恶寒发热无汗、多汗；癫狂。牙拔除术、甲状腺手术等多种口面五官及颈部手术针麻常用穴。

5．阳溪 Yángxī（LI5）

【定位】在腕区，腕背侧远端横纹桡侧，桡骨茎突远端，解剖学"鼻烟窝"凹陷中。

【主治】主治口齿部、目部、咽部病症。常用于目赤肿、齿痛，咽喉肿痛；头痛、耳聋、耳鸣；手腕肿痛或无力。

6．偏历 Piānlì（LI6）

【定位】在前臂，腕背侧远端横纹上 3 寸，阳溪（LI5）与曲池（LI11）连线上。

【主治】主治口齿部、耳部、咽部病症。常用于齿痛、耳鸣、耳聋；鼻衄，咽喉肿痛；水肿；手背酸痛或无力。

7．温溜 Wēnliū（LI7）

【定位】在前臂，腕背侧远端横纹上 5 寸，阳溪（LI5）与曲池（LI11）连线上。

【主治】主治口面部、咽部病症。常用于面肿、咽喉肿痛；头痛；腹痛、肠鸣；肩背酸痛、疔疮。

8．下廉 Xiàlián（LI8）

【定位】在前臂，肘横纹下 4 寸，阳溪（LI5）与曲池（LI11）连线上。

【主治】主治局部病症。常用于肘臂肿痛或拘急；眩晕、目痛；小便黄。

9．上廉 Shànglián（LI9）

【定位】在前臂，肘横纹下 3 寸，阳溪（LI5）与曲池（LI11）连线上。

【主治】主治局部病症。常用于肩臂酸痛或麻木；头痛。

10．手三里 Shǒusānlǐ（LI10）

【定位】在前臂，肘横纹下 2 寸，阳溪（LI5）与曲池（LI11）连线上。

【主治】主治局部病症。常用于肘臂痛或不遂、肩背痛；齿痛、颊肿、腰痛等。

11．曲池 Qūchí（LI11）

【定位】在肘区，尺泽（LU5）与肱骨外上髁连线的中点处。

【主治】主治口齿部、咽部病症，是治疗皮肤病症的要穴。常用于手臂肿痛、上肢不遂；瘾疹、湿疹、瘰疬；咽喉肿痛、齿痛、目赤肿痛；热病；惊痫、癫狂。

12．肘髎 Zhǒuliáo（LI12）

【定位】在肘区，肱骨外上髁上缘，髁上嵴的前缘。

【主治】主治局部病症。常用于肘臂酸痛、麻木、拘急。

13．手五里 Shǒuwǔlǐ（LI13）

【定位】在臂部，肘横纹上 3 寸，曲池（LI11）与肩髃（LI15）连线上。

【主治】主治局部病症。常用于上肢痹痛；瘰疬等。

14．臂臑 Bìnào（LI14）

【定位】在臂部，曲池（LI11）上 7 寸，三角肌前缘处。

【主治】主治局部病症。常用于瘰疬；肩臂痛不能举。心脏手术针麻用穴。

15．肩髃 Jiānyú（LI15）

【定位】在三角肌区，肩峰外侧缘前端与肱骨大结节两骨间凹陷中。

【主治】主治局部病症。常用于上肢不遂、肩臂痛等；风疹。

16．巨骨 Jùgǔ（LI16）

【定位】在肩胛区，锁骨肩峰端与肩胛冈之间凹陷中。

【主治】主治局部病症。常用于肩背痛不能举。

17．天鼎 Tiāndǐng（LI17）

【定位】在颈部，横平环状软骨，胸锁乳突肌后缘。

【主治】主治咽喉部病症。常用于呃逆、失音、咽喉肿痛、饮食不下。全喉切除术针麻用穴。

18．扶突 Fútū（LI18）

【定位】在胸锁乳突肌区，横平喉结，胸锁乳突肌前、后缘中间。

【主治】主治咽喉部病症。常用于咽喉肿痛、失音、呃逆、咳嗽、气喘；瘿气。甲状腺、全喉切除术等颈部手术的针麻常用穴。

19．口禾髎 Kǒuhéliáo（LI19）

【定位】在面部，横平人中沟上 1/3 与下 2/3 交点，鼻孔外缘直下。

【主治】主治鼻部、口部病症。常用于鼻塞、鼻衄；口眼㖞斜、口噤。

20．迎香 Yíngxiāng（LI20）

【定位】在面部，鼻翼外缘中点旁，鼻唇沟中。

【主治】主治鼻部、口面部病症。鼻部病症要穴。常用于鼻塞、鼻衄；口眼㖞斜，面痒、面肿、唇肿痛。

（三）足阳明胃经穴位（图 3-13）

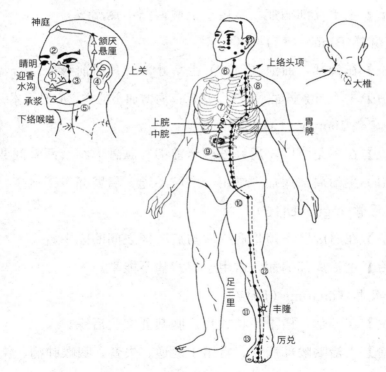

图 3-13　足阳明胃经穴位

1．承泣 Chéngqì（ST1）

【定位】在面部，眼球与眶下缘之间，瞳孔直下。

【主治】主治目疾。是治疗眼病的常用穴。常用于目赤肿痛、迎风流泪、夜盲、近视；口眼㖞斜、口不能言、眼肌抽搐。斜视矫正术、青光眼手术针麻用穴。

2．四白 Sìbái（ST2）

【定位】在面部，眶下孔处。

【主治】主治目疾、面部病症。常用于目翳、目赤痛痒、流泪、眼肌抽搐；口眼㖞斜、面痛、面肌痉挛；头痛、眩晕。牙拔除术、唇裂整复术、上颌窦等口面部手术的针麻用穴。

3．巨髎 Jùliáo（ST3）

【定位】在面部，横平鼻翼下缘，瞳孔直下。

【主治】主治目疾、面部病症。常用于青盲、目昏、目翳、眼肌抽搐；口眼㖞斜，面肿。

4．地仓 Dìcāng（ST4）

【定位】在面部，口角旁开 0.4 寸（指寸）。

【主治】主治口面部病症。常用于口僻、语言謇涩、口角流涎等以口部症状为主的面瘫病症。

5．大迎 Dàyíng（ST5）

【定位】在面部，下颌角前方，咬肌附着部的前缘凹陷中，面动脉搏动处。

【主治】主治口面部病症。常用于口角㖞斜或抽动、口噤、面肿、齿痛；瘰疬。

6．颊车 Jiáchē（ST6）

【定位】在面部，下颌角前上方一横指（中指）。

【主治】主治牙齿及面部病症。常用于牙关开合不利或疼痛、颊肿、牙痛、口僻。牙拔除术（下颌牙）针麻用穴。

7．下关 Xiàguān（ST7）

【定位】在面部，颧弓下缘中央与下颌切迹之间凹陷中。

【主治】主治牙齿、面部、耳部病症。常用于牙关开合不利、面颊肿痛、牙痛；耳聋、耳鸣；口眼㖞斜。

8．头维 Tóuwéi（ST8）

【定位】在头部，额角发际直上 0.5 寸，头正中线旁开 4.5 寸。

【主治】主治目疾、头面部病症。常用于头痛、目痛、流泪、视物模糊、眼肌痉挛。

9．人迎 Rényíng（ST9）

【定位】在颈部，横平喉结，胸锁乳突肌前缘，颈总动脉搏动处。

注 1：取一侧穴，令患者头转向对侧以显露胸锁乳突肌，抗阻力转动时则肌肉显露更明显。

注 2：本穴与扶突（LI18）、天窗（SI16）二穴的关系为：胸锁乳突肌前缘处为人迎（ST9），后缘为天窗（SI16），中间为扶突（LI18）。

【主治】主治肺部、局部病症。常用于气喘、头痛、眩晕；咽喉肿痛、瘰疬、瘿气。

10．水突 Shuǐtū（ST10）

【定位】在颈部，横平环状软骨，胸锁乳突肌前缘。

【主治】主治肺部病症。常用于咳嗽、气喘；咽喉肿痛。

11．气舍 Qìshè（ST11）

【定位】在胸锁乳突肌区，锁骨上小窝，锁骨胸骨端上缘，胸锁乳突肌胸骨头与锁骨头中间的凹陷中。

【主治】主治肺部、局部病症。常用于咳喘；咽喉肿痛、瘿气、瘰疬、颈项强痛。全喉切除术针麻用穴。

12．缺盆 Quēpén（ST12）

【定位】在颈外侧区，锁骨上大窝，锁骨上缘凹陷中，前正中线旁开 4 寸。

【主治】主治肺部病症。常用于咳嗽、气喘等；咽喉肿痛；瘰疬；缺盆肿痛。

13．气户 Qìhù（ST13）

【定位】在胸部，锁骨下缘，前正中线旁开4寸。

【主治】主治肺部、胸部病症。常用于咳嗽、气喘、胸痛、胸胁胀满。

14．库房 Kùfáng（ST14）

【定位】在胸部，第1肋间隙，前正中线旁开4寸。

【主治】主治胸部、肺部病症。常用于胸胁胀满、咳嗽、气喘、咳唾脓血。

15．屋翳 Wūyì（ST15）

【定位】在胸部，第2肋间隙，前正中线旁开4寸。

【主治】主治肺部病症。常用于咳嗽、气喘；乳痈。

16．膺窗 Yīngchuāng（ST16）

【定位】在胸部，第3肋间隙，前正中线旁开4寸。

【主治】主治胸部病症。常用于胸满短气；乳痈。

17．乳中 Rǔzhōng（ST17）

【定位】在胸部，乳头中央。

【主治】能预防及改善母乳不畅，促进消化，治咳嗽、哮喘、咽喉肿痛、颈部肿大、锁骨上窝痛，乳汁分泌不足，目瘤、癫痫、产后出血、月经不调，性冷淡等。

18．乳根 Rǔgēn（ST18）

【定位】在胸部，第5肋间隙，前正中线旁开4寸。

【主治】主治乳房、胸部病症。常用于乳痈、乳癖、乳汁少、胸满疼痛；咳嗽、气喘、呃逆。

19．不容 Bùróng（ST19）

【定位】在上腹部，脐中上6寸，前正中线旁开2寸。

【主治】主治腹部病症。常用于胸腹部刺痛引背；腹满、胁下痛、呕吐、食欲缺乏。

20．承满 Chéngmǎn（ST20）

【定位】在上腹部，脐中上 5 寸，前正中线旁开 2 寸。

【主治】主治胃肠、肺部病症。常用于肠鸣、腹痛，饮食不下；气喘，唾血。

21．梁门 Liángmén（ST21）

【定位】在上腹部，脐中上 4 寸，前正中线旁开 2 寸。

【主治】主治胃肠病症。常用于腹胀、腹痛、泄泻、食物不化。

22．关门 Guānmén（ST22）

【定位】在上腹部，脐中上 3 寸，前正中线旁开 2 寸。

【主治】主治胃肠病症。常用于腹胀、腹痛、肠鸣、泄泻；水肿、遗尿。

23．太乙 Tàiyǐ（ST23）

【定位】在上腹部，脐中上 2 寸，前正中线旁开 2 寸。

【主治】主治神志、胃肠病症。常用于癫、狂、痫、吐舌；腹痛、腹胀。

24．滑肉门 Huáròumén（ST24）

【定位】在上腹部，脐中上 1 寸，前正中线旁开 2 寸。

【主治】主治神志、胃肠病症。常用于癫狂、吐舌；腹痛、腹胀、呕吐。

25．天枢 Tiānshū（ST25）

【定位】在腹部，横平脐中，前正中线旁开 2 寸。

【主治】主治胃肠病及妇科病症。常用于绕脐痛、腹胀、肠鸣、泄泻、便秘；月经不调、痛经。

26．外陵 Wàilíng（ST26）

【定位】在下腹部，脐中下 1 寸，前正中线旁开 2 寸。

【主治】主治局部病症。常用于腹痛、腹胀。

27．大巨 Dàjù（ST27）

【定位】在下腹部，脐中下 2 寸，前正中线旁开 2 寸。

【主治】主治腹部、前阴病症。常用于腹胀、腹痛；小便不利、疝气、遗精。

28．水道 Shuǐdào（ST28）

【定位】在下腹部，脐中下3寸，前正中线旁开2寸。

【主治】主治前阴及妇科病症。常用于小腹胀、小便不利、疝气；痛经、不孕。

29．归来 Guīlái（ST29）

【定位】在下腹部，脐中下4寸，前正中线旁开2寸。

【主治】主治前阴及男科、妇科病症。常用于阴疝、少腹痛；阴冷、肿痛，月经不调。

30．气冲 Qìchōng（ST30）

【定位】在腹股沟区，耻骨联合上缘，前正中线旁开2寸，动脉搏动处。

【主治】主治男科、妇科病症。常用于疝气；月经不调、不孕、阴痛。

31．髀关 Bìguān（ST31）

【定位】在股前区，股直肌近端、缝匠肌与阔筋膜张肌3条肌肉之间凹陷中。

【主治】主治局部病症。常用于下肢痿痹、屈伸不利。

32．伏兔 Fútù（ST32）

【定位】在股前区，髌底上6寸，髂前上棘与髌底外侧端的连线上。

【主治】主治下肢病症。常用于下肢痿痹、膝冷。

33．阴市 Yīnshì（ST33）

【定位】在股前区，髌底上3寸，股直肌肌腱外侧缘。

【主治】主治局部病症。常用于寒疝痛引膝、下肢痿痹、膝关节屈伸不利。

34．梁丘 Liángqiū（ST34）

【定位】在股前区，髌底上2寸，股外侧肌与股直肌肌腱之间。

【主治】主治乳房、下肢病症。常用于乳痈、乳痛；膝肿痛、下肢不遂；胃脘痛。

35. 犊鼻 Dúbí（ST35）

【定位】在膝前区，髌韧带外侧凹陷中。

【主治】主治局部病症。常用于膝肿痛、屈伸不利。

犊鼻

36. 足三里 Zúsānlǐ（ST36）

【定位】在小腿外侧，犊鼻（ST35）下 3 寸，犊鼻（ST35）与解溪（ST41）连线上。

【主治】强壮保健常用穴。主治胃、脾、肠病症。用于胃脘痛、呕吐、噎膈、腹胀、腹痛、肠鸣、泄泻、便秘；发热、乳痈、癫狂、足、膝肿痛。并常用于保健灸及虚劳诸证。胃大部切除术、胆囊切除术、阑尾切除术等腹部手术的针麻用穴。

37. 上巨虚 Shàngjùxū（ST37）

【定位】在小腿外侧，犊鼻（ST35）下 6 寸，犊鼻（ST35）与解溪（ST41）连线上。

【主治】调理胃肠病症的常用穴。主治胃肠病症。常用于肠鸣、腹痛、泄泻、便秘、肠痈；喘息、半身不遂、下肢痿痹。胃大部切除术的针麻用穴。

38. 条口 Tiáokǒu（ST38）

【定位】在小腿外侧，犊鼻（ST35）下 8 寸，犊鼻（ST35）与解溪（ST41）连线上。

【主治】主治局部病症。常用于下肢痿痹。

39. 下巨虚 Xiàjùxū（ST39）

【定位】在小腿外侧，犊鼻（ST35）下 9 寸，犊鼻（ST35）与解溪（ST41）连线上。

【主治】主治小肠、乳房病症。常用于少腹痛、泄泻；乳痈；腰脊痛引睾丸、半身不遂、下肢痿痹。剖宫产手术的针麻用穴。

40．丰隆 Fēnglóng（ST40）

【定位】在小腿外侧，外踝尖上 8 寸，胫骨前肌的外缘。

【主治】化痰要穴。主治脾胃病症。常用于腹痛、腹胀、便秘、身重；头痛、眩晕、咳嗽痰多、胸痛；癫狂、咽喉肿痛；下肢不遂、肿痛。上、下颌骨手术及颞颌关节手术等颌面部手术针麻用穴。

41．解溪 Jiěxī（ST41）

【定位】在踝区，踝关节前面中央凹陷中，蹈长伸肌腱与趾长伸肌腱之间。

【主治】主治腹部及头面部病症。常用于头痛，眩晕，癫狂；下肢痿痹，足踝无力；腹胀，便秘。

42．冲阳 Chōngyáng（ST42）

【定位】在足背，第 2 跖骨基底部与中间楔状骨关节处，可触及足背动脉。

【主治】主治脾胃、头面部病症。常用于胃痛，腹胀；口眼㖞斜，头面浮肿，齿痛；癫狂；足痿无力或肿痛。

43．陷谷 Xiàngǔ（ST43）

【定位】在足背，第 2、3 跖骨间，第 2 跖趾关节近端凹陷中。

【主治】主治胃肠及局部病症。常用于肠鸣、腹痛；足背肿痛；面肿、水肿。

44．内庭 Nèitíng（ST44）

【定位】在足背，第 2、3 趾间，趾蹼缘后方赤白肉际处。

【主治】主治胃肠、头面部病症。常用于齿痛，咽喉肿痛，鼻衄，口僻；腹胀，食欲缺乏，泄泻；足背肿痛；热病。

45．厉兑 Lìduì（ST45）

【定位】在足趾，第 2 趾末节外侧，趾甲根角侧后方 0.1 寸（指寸）。

【主治】主治头面部病症。常用于鼻衄，齿痛，面肿，口僻，咽喉肿痛；

热病、癫狂、多梦、嗜卧、善惊、昏厥。

（四）足太阴脾经穴位（图3-14）

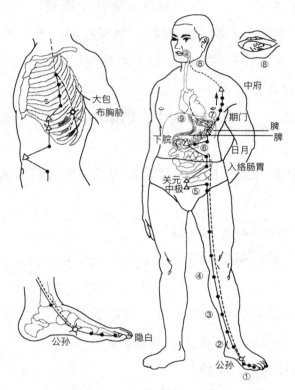

图3-14　足太阴脾经穴位

1．隐白 Yǐnbái（SP1）

【定位】在足趾，大趾末节内侧，趾甲根角侧后方0.1寸（指寸）。

【主治】主治脾胃、妇科病症。常用于月经过多；便血、尿血、鼻衄；腹胀、泄泻，呕吐；昏厥。

2．大都 Dàdū（SP2）

【定位】在足趾，第1跖趾关节远端赤白肉际凹陷中。

【主治】主治脾胃病症。常用于腹胀、胃脘痛、呕吐、泄泻、便秘；发热。

3．太白 Tàibái（SP3）

【定位】在跖区，第1跖趾关节近端赤白肉际凹陷中。

【主治】主治脾胃病症。常用于胃脘痛、呕吐、腹胀、肠鸣、泄泻、便秘；身重、关节疼痛。

4．公孙 Gōngsūn（SP4）

【定位】在跖区，第 1 跖骨底的前下缘赤白肉际处。

【主治】主治脾胃病症。常用于胃脘痛、腹痛、腹胀、呕吐、泄泻、心烦。上、下颌骨手术，颞颌关节手术针麻用穴。

5．商丘 Shāngqiū（SP5）

【定位】在踝区，内踝前下方，舟骨粗隆与内踝尖连线中点凹陷中。

【主治】主治脾胃病症。常用于腹胀、泄泻、便秘；脚腕痛；疝气引膝股内侧痛、痔疮。

6．三阴交 Sānyīnjiāo（SP6）

【定位】在小腿内侧，内踝尖上 3 寸，胫骨内侧缘后际。

【主治】主治妇科、脾胃病症。常用于月经不调、带下、子宫脱垂、不孕、滞产；腹胀、肠鸣，泄泻；遗精、阳痿、遗尿、小便不利、疝气。剖宫产手术、输卵管结扎术、胆囊切除术针麻用穴。

7．漏谷 Lòugǔ（SP7）

【定位】在小腿内侧，内踝尖上 6 寸，胫骨内侧缘后际。

【主治】主治脾胃、前阴病症。常用于腹胀、肠鸣；小便不利、遗精、疝气；下肢痿痹等。

8．地机 Dìjī（SP8）

【定位】在小腿内侧，阴陵泉（SP9）下 3 寸，胫骨内侧缘后际。

【主治】主治脾胃、前阴病症、常用于腹痛、泄泻；月经不调、疝气等。

9．阴陵泉 Yīnlíngquán（SP9）

【定位】在小腿内侧，胫骨内侧髁下缘与胫骨内侧缘之间的凹陷中。

【主治】主治脾胃、妇科、前阴病症。常用于腹痛、腹胀、泄泻、水肿；妇人阴部痛、痛经；小便不利或遗尿、遗精；腰膝肿痛等。

10．血海 Xuèhǎi（SP10）

【定位】在股前区,髌底内侧端上2寸,股内侧肌隆起处。

血海

【主治】主治妇科、皮肤科病症。常用于崩漏、经闭；臁疮、风疹。

11．箕门 Jīmén（SP11）

【定位】在股前区，髌底内侧端与冲门（SP12）的连线上1/3与下2/3交点，长收肌和缝匠肌交角的动脉搏动处。

【主治】主治前阴部病症。常用于小便不利、遗尿、腹股沟肿痛。

12．冲门 Chōngmén（SP12）

【定位】在腹股沟区，腹股沟斜纹中，髂外动脉搏动处的外侧。

【主治】主治局部病症。常用于腹满，积聚疼痛、疝气、癃闭、难产。

13．府舍 Fǔshè（SP13）

【定位】在下腹部，脐中下3寸，前正中线旁开4寸。

【主治】主治腹部、脾胃病症。常用于妇人腹部肿块、腹满、腹痛、痛引胁髀；呕吐、泄泻。

14．腹结 Fùjié（SP14）

【定位】在下腹部，脐中下1.3寸，前正中线旁开4寸。

【主治】主治腹部病症。常用于绕脐痛、泄泻。

15．大横 Dàhéng（SP15）

【定位】在腹部，脐中旁开4寸。

【主治】主治腹部病症。常用于腹痛、泄泻。

16．腹哀 Fù'āi（SP16）

【定位】在上腹部，脐中上3寸，前正中线旁开4寸。

【主治】主治胃肠病症。常用于腹痛、完谷不化、大便脓血等病症。

17．食窦 Shídòu（SP17）

【定位】在胸部，第5肋间隙，前正中线旁开6寸。

【主治】主治胸胁部病症。常用于胸满、胁痛。

18．天溪 Tiānxī（SP18）

【定位】在胸部，第 4 肋间隙，前正中线旁开 6 寸。

【主治】主治胸胁部病症。常用于胸痛、咳嗽、气喘、乳痈。

19．胸乡 Xiōngxiāng（SP19）

【定位】在胸部，第 3 肋间隙，前正中线旁开 6 寸。

【主治】主治胸胁部病症。常用于胸胁胀痛引背。

20．周荣 Zhōuróng（SP20）

【定位】在胸部，第 2 肋间隙，前正中线旁开 6 寸。

【主治】主治胸肺部病症。常用于胸满、咳唾脓血。

21．大包 Dàbāo（SP21）

【定位】在胸外侧区，第 6 肋间隙，在腋中线上。

【主治】主治胁部病症。常用于胁痛随深呼吸加重；身痛或四肢倦怠。

（五）手少阴心经穴位（图 3-15）

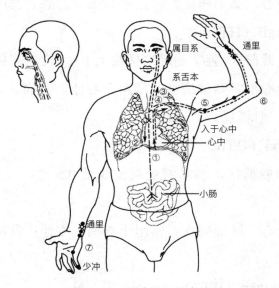

图 3-15　手少阴心经穴位

91

1．极泉 Jíquán（HT1）

【定位】在腋区，腋窝中央，腋动脉搏动处。

【主治】主治心、胁部病症。常用于心痛、干呕、哕、咽干等；胁痛、瘰疬、肩痛。

2．青灵 Qīnglíng（HT2）

【定位】在臂前区，肘横纹上3寸，肱二头肌的内侧沟中。

【主治】主治局部病症。常用于肩臂肿痛、腋痛、瘿气。

3．少海 Shàohǎi（HT3）

【定位】在肘前区，横平肘横纹，肱骨内上髁前缘。

【主治】主治心部、局部病症。常用于上肢痹痛、腋痛、胁痛、瘰疬；心痛、呕、哕。

4．灵道 Língdào（HT4）

【定位】在前臂前区，腕掌侧远端横纹上1.5寸，尺侧腕屈肌腱的桡侧缘。

【主治】主治心、咽部病症。常用于心痛、悲恐、暴哑；肘臂挛痛。

5．通里 Tōnglǐ（HT5）

【定位】在前臂前区，腕掌侧远端横纹上1寸，尺侧腕屈肌腱的桡侧缘。

【主治】主治心部、咽部病症。常用于心悸、心痛、虚烦、面赤无汗；咽喉肿痛、暴哑；肘臂痛。

6．阴郄 Yīnxì（HT6）

【定位】在前臂前区，腕掌侧远端横纹上0.5寸，尺侧腕屈肌腱的桡侧缘。

【主治】主治心、肺部病症。常用于心痛、心悸；骨蒸、盗汗；咯血、鼻衄。

7．神门 Shénmén（HT7）

【定位】在腕前区，腕掌侧远端横纹尺侧端，尺侧腕屈肌腱的桡侧缘。

【主治】主治心神病症。常用于心痛、心烦、惊悸、痴呆、健忘、癫狂、惊痫。

8. 少府 Shàofǔ（HT8）

【定位】在手掌，横平第5掌指关节近端，第4、5掌骨之间。

【主治】主治心胸病症。常用于心悸、烦满、胸痛；肘臂痛、掌中热、手指拘挛。

9. 少冲 Shàochōng（HT9）

【定位】在手指小指末节桡侧，指甲根角侧上方0.1寸（指寸）。

【主治】主治心胸部病症。常用于心痛、心悸、烦热、昏迷、胁痛。

少冲

（六）手太阳小肠经穴位（图3-16）

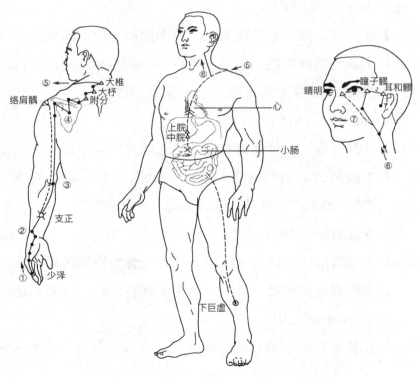

图3-16 手太阳小肠经穴位

1．少泽 Shàozé（SI1）

【定位】在手指小指末节尺侧，指甲根角侧上方 0.1 寸（指寸）。

【主治】主治乳房病症、急症。常用于乳痛、乳汁少；热病、昏迷；头痛、颈项强痛、目翳、咽喉肿痛。

2．前谷 Qiángǔ（SI2）

【定位】在手指，第 5 掌指关节尺侧远端赤白肉际凹陷中。

【主治】主治头项部、肩部病症。常用于头痛、颈项强痛、目痛、耳鸣、咽喉肿痛；热病、癫狂；手指肿痛。

3．后溪 Hòuxī（SI3）

【定位】在手内侧，第 5 掌指关节尺侧近端赤白肉际凹陷中。

【主治】主治头项部、肩部病症。常用于头痛、颈项强痛、耳聋、目赤、鼻衄；癫狂痫；疟疾；肘臂痛。

4．腕骨 Wàngǔ（SI4）

【定位】在腕区，第 5 掌骨底与三角骨之间的赤白肉际凹陷中。

【主治】主治头项部病症。常用于头痛、颈项强痛、目翳、耳鸣；黄疸、热病、惊风、抽搐、疟疾；肩臂腕指痛、屈伸不利。

5．阳谷 Yánggǔ（SI5）

【定位】在腕后区，尺骨茎突与三角骨之间的凹陷中。

【主治】主治头、项、肩部病症。常用于头痛、眩晕、耳鸣、耳聋；热病、癫狂、痫、抽搐；颈颌肿、臂外侧痛、腕痛。

6．养老 Yǎnglǎo（SI6）

【定位】在前臂后区，腕背横纹上 1 寸，尺骨头桡侧凹陷中。

【主治】主治肩臂部病症、目疾。常用于目昏；肩、臂痛不举。

7．支正 Zhīzhèng（SI7）

【定位】在前臂后区，腕背侧远端横纹上 5 寸，尺骨尺侧与尺侧腕屈肌之间。

【主治】主治头项部病症。常用于头痛、颈项强痛；热病、癫狂；肘臂酸痛、疣。

8．小海 Xiǎohǎi（SI8）

【定位】在肘后区，尺骨鹰嘴与肱骨内上髁之间凹陷中。

【主治】主治头项部病症。常用于头痛、颈项强痛；肘臂痛；癫痫。新增：疝气。

9．肩贞 Jiānzhēn（SI9）

【定位】在肩胛区，肩关节后下方，腋后纹头直上 1 寸。

【主治】主治局部病症。常用于瘰疬；肩胛热痛、上肢不遂。

10．臑俞 Nàoshù（SI10）

【定位】在肩胛区，腋后纹头直上，肩胛冈下缘凹陷中。

【主治】主治肩胛部病症。常用于肩胛肿痛、肩臂酸痛。

11．天宗 Tiānzōng（SI11）

【定位】在肩胛区，肩胛冈中点与肩胛骨下角连线上 1/3 与下 2/3 交点凹陷中。

【主治】主治局部病症。常用于肩痛、肘臂不举。

12．秉风 Bǐngfēng（SI12）

【定位】在肩胛区，肩胛冈中点上方冈上窝中。

【主治】主治局部病症。常用于肩痛不能上举。

13．曲垣 Qūyuán（SI13）

【定位】在肩胛区，肩胛冈内侧端上缘凹陷中。

【主治】主治局部病症。常用于肩胛痹痛。

14．肩外俞 Jiānwàishù（SI14）

【定位】在脊柱区，第 1 胸椎棘突下，后正中线旁开 3 寸。

【主治】主治局部病症。常用于肩背痛引项、臂。

15．肩中俞 Jiānzhōngshù（SI15）

【定位】在脊柱区，第7颈椎棘突下，后正中线旁开2寸。

【主治】主治肺部病症。常用于寒热、咳嗽、气喘；肩背疼痛；目昏。

16．天窗 Tiānchuāng（SI16）

【定位】在颈部，横平喉结，胸锁乳突肌的后缘。

【主治】主治耳部、咽喉部病症。常用于耳聋、耳鸣；咽喉肿痛、失声；瘰疬、颈项强痛。新增：瘰疬。

17．天容 Tiānróng（SI17）

【定位】在颈部，下颌角后方，胸锁乳突肌的前缘凹陷中。

【主治】主治胸肺部病症。常用于胸痛、气喘；耳聋；咽喉肿痛、瘿气。

18．颧髎 Quánliáo（SI18）

【定位】在面部，颧骨下缘，目外眦直下凹陷中。

【主治】主治局部病症。常用于口眼㖞斜、眼睑瞤动；目赤；目黄；齿痛；颊肿。颅脑外科手术（前颅窝）、上颌窦手术、牙拔除术针麻用穴。

19．听宫 Tīnggōng（SI19）

【定位】在面部，耳屏正中与下颌骨髁突之间的凹陷中。

【主治】主治耳部病症。常用于耳鸣、耳聋、聤耳；癫狂、痫证。

（七）足太阳膀胱经穴位（图3-17）

1．睛明 Jīngmíng（BL1）

【定位】在面部，目内眦内上方眶内侧壁凹陷中。

【主治】主治目疾。常用于目赤肿痛、流泪、视物不清、眩晕、夜盲、目翳。

2．攒竹 Cuánzhú（BL2）

【定位】在面部，眉头凹陷中，额切迹处。

【主治】主治头、目病症。常用于头痛、眉头痛；眼睑瞤动，眼睑下垂，口眼㖞斜；目昏，流泪，目赤肿痛。

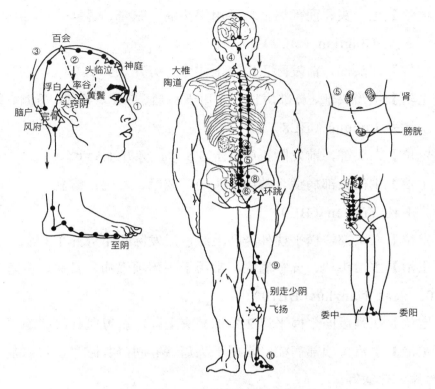

图 3-17 足太阳膀胱经穴位

3．眉冲 Méichōng（BL3）

【定位】在头部，额切迹直上入发际 0.5 寸。

【主治】主治头面部病症。常用于头痛，鼻塞；痫病。

4．曲差 Qūchā（BL4）

【定位】在头部，前发际正中直上 0.5 寸，旁开 1.5 寸。

【主治】主治头部、鼻部病症。常用于头痛、鼻塞。

5．五处 Wǔchù（BL5）

【定位】在头部，前发际正中直上 1 寸，旁开 1.5 寸。

【主治】主治头目病症。常用于头痛、眩晕；癫痫、抽搐。

6．承光 Chéngguāng（BL6）

【定位】在头部，前发际正中直上 2.5 寸，旁开 1.5 寸。

【主治】主治头、面部病症。常用于头痛、眩晕、鼻塞。

7．通天 Tōngtiān（BL7）

【定位】在头部，前发际正中直上 4 寸，旁开 1.5 寸。

【主治】主治头部、鼻部病症。常用于头痛、眩晕、鼻塞、鼻渊、鼻衄。

8．络却 Luòquè（BL8）

【定位】在头部，前发际正中直上 5.5 寸，旁开 1.5 寸。

【主治】主治头部病症。常用于头痛、眩晕、耳鸣；癫狂。

9．玉枕 Yùzhěn（BL9）

【定位】在头部，横平枕外隆凸上缘，后发际正中旁开 1.3 寸。

【主治】主治头项、五官病症。常用于头颈项强痛、目痛、鼻塞。

10．天柱 Tiānzhù（BL10）

【定位】在颈后区，横平第 2 颈椎棘突上际，斜方肌外缘凹陷中。

【主治】主治头项部病症。常用于头痛、颈项强痛、眩晕、目痛、肩背痛；癫狂、痫、热病等。

11．大杼 Dàzhù（BL11）

【定位】在脊柱区，第 1 胸椎棘突下，后正中线旁开 1.5 寸。

【主治】主治胸背部病症。常用于咳嗽、发热、颈项强痛、肩背痛。新增：气喘。

12．风门 Fēngmén（BL12）

【定位】在脊柱区，第 2 胸椎棘突下，后正中线旁开 1.5 寸。

【主治】主治外感、局部病症。常用于咳嗽、发热、头痛、鼻塞、鼻流清涕；颈项强、胸背痛。

13．肺俞 Fèishù（BL13）

【定位】在脊柱区，第 3 胸椎棘突下，后正中线旁开 1.5 寸。

【主治】主治肺部病症。常用于咳嗽、气喘、唾血、肺痨、潮热、盗汗；小儿龟背。

14．厥阴俞 Juéyīnshù（BL14）

【定位】在脊柱区，第 4 胸椎棘突下，后正中线旁开 1.5 寸。

【主治】主治心、肺部病症。常用于心痛、呕吐、胸闷、咳嗽。

15．心俞 Xīnshù（BL15）

【定位】在脊柱区，第 5 胸椎棘突下，后正中线旁开 1.5 寸。

【主治】主治心胸部、神志病症。常用于胸痹、咳嗽、唾血、盗汗、惊悸、失眠、健忘、梦遗、白浊、癫痫。胃大部切除术针麻用穴。

16．督俞 Dūshù（BL16）

【定位】在脊柱区，第 6 胸椎棘突下，后正中线旁开 1.5 寸。

【主治】主治心部、腹部病症。常用于心痛；腹痛、腹胀、肠鸣、气逆。

17．膈俞 Géshù（BL17）

【定位】在脊柱区，第 7 胸椎棘突下，后正中线旁开 1.5 寸。

【主治】主治胸膈病症。常用于呕吐、呃逆、气喘、吐血。

18．肝俞 Gānshù（BL18）

【定位】在脊柱区，第 9 胸椎棘突下，后正中线旁开 1.5 寸。

【主治】主治目疾、胁下病症。常用于胁痛、黄疸、目赤、目昏、夜盲、流泪、癫狂痫等；吐血等。

肝俞

19．胆俞 Dǎnshù（BL19）

【定位】在脊柱区，第 10 胸椎棘突下，后正中线旁开 1.5 寸。

【主治】主治肝胆病症。常用于呕吐、口苦、胁痛、黄疸等。

20．脾俞 Píshù（BL20）

【定位】在脊柱区，第 11 胸椎棘突下，后正中线旁开 1.5 寸。

【主治】主治脾部病症。常用于腹胀、呕吐、泄泻、水肿、黄疸。胃大部切除术针麻用穴。新增：食多身瘦。

21．胃俞 Wèishù（BL21）

【定位】在脊柱区，第 12 胸椎棘突下，后正中线旁开 1.5 寸。

【主治】主治脾胃病症。常用于胃脘痛、腹胀、呕吐、肠鸣。新增：多食身瘦。

22．三焦俞 Sānjiāoshù（BL22）

【定位】在脊柱区，第1腰椎棘突下，后正中线旁开1.5寸。

【主治】主治胃肠、水液病症。常用于腹胀、呕吐、肠鸣、泄泻；小便不利、水肿、腰背痛。

23．肾俞 Shènshù（BL23）

【定位】在脊柱区，第2腰椎棘突下，后正中线旁开1.5寸。

【主治】主治耳部、肾脏病症。常用于耳鸣、耳聋；腰痛、足寒、遗尿、尿频、遗精、阳痿、早泄；月经不调、带下、不孕。新增：食多身瘦。

24．气海俞 Qìhǎishù（BL24）

【定位】在脊柱区，第3腰椎棘突下，后正中线旁开1.5寸。

【主治】主治局部病症。常用于腰痛、痛经、肛漏。

25．大肠俞 Dàchángshù（BL25）

【定位】在脊柱区，第4腰椎棘突下，后正中线旁开1.5寸。

【主治】主治大肠病症。常用于腹胀、肠鸣、泄泻、便秘；腰痛。

26．关元俞 Guānyuánshù（BL26）

【定位】在脊柱区，第5腰椎棘突下，后正中线旁开1.5寸。

【主治】主治腹部、前阴部病症。常用于腹胀、泄泻；腰骶痛、小便频数或不利、遗尿。

27．小肠俞 Xiǎochángshù（BL27）

【定位】在骶区，横平第1骶后孔，骶正中嵴旁开1.5寸。

【主治】主治前阴病症。常用于遗精、遗尿、尿血、小便涩痛，疝气；泄泻；带下；腰骶痛。

28．膀胱俞 Pángguāngshù（BL28）

【定位】在骶区，横平第2骶后孔，骶正中嵴旁开1.5寸。

【主治】主治局部病症和前阴病症。常用于小便不利、遗尿、泄泻、便秘；腰骶痛。

29．中膂俞 Zhōnglǚshū（BL29）

【定位】在骶区，横平第 3 骶后孔，骶正中嵴旁开 1.5 寸。

【主治】主治局部病症、肠道病症。常用于腰骶痛；腹胀、泄泻、痢疾。

30．白环俞 Báihuánshū（BL30）

【定位】在骶区，横平第 4 骶后孔，骶正中嵴旁开 1.5 寸。

【主治】主治局部病症、前阴和妇科病症。常用于腰骶痛；遗尿、遗精、白浊；月经不调、带下。

31．上髎 Shàngliáo（BL31）

【定位】在骶区，正对第 1 骶后孔中。

【主治】主治局部病症、妇科和前阴病症。常用于腰骶痛；月经不调、带下、子宫脱垂；阴疝、遗精阳痿；大小便不利。

32．次髎 Cìliáo（BL32）

【定位】在骶区，正对第 2 骶后孔中。

【主治】主治局部、妇科和前阴病症。常用于腰痛、下肢痿痹等腰腿部病症；疝气，小便不利，遗精；月经不调，痛经，带下妇科病症等。全子宫切除术、输卵管结扎术、剖宫产手术针麻用穴。

33．中髎 Zhōngliáo（BL33）

【定位】在骶区，正对第 3 骶后孔中。

【主治】主治局部病症、妇科病症。常用于腰骶痛；便秘、泄泻、小便不利；月经不调、带下。

34．下髎 Xiàliáo（BL34）

【定位】在骶区，正对第 4 骶后孔中。

【主治】主治疝气、妇科病症。常用于疝痛引小腹，腰痛；带下；便秘、便血、小便不利。

35．会阳 Huìyáng（BL35）

【定位】在骶区，尾骨端旁开 0.5 寸。

【主治】主治痔疾、妇科病症。常用于痔疮、大便脓血；阳痿、带下。

36．承扶 Chéngfú（BL36）

【定位】在股后区，臀沟的中点。

【主治】主治痔疾、局部病症。常用于痔疮，腰、骶、臀、股部痛；脱肛、便秘、小便不利。

37．殷门 Yīnmén（BL37）

【定位】在股后区，臀沟下 6 寸，股二头肌与半腱肌之间。

【主治】主治局部病症。常用于腰痛、下肢痿痹。

38．浮郄 Fúxì（BL38）

【定位】在膝后区，腘横纹上 1 寸，股二头肌腱的内侧缘。

【主治】主治局部病症。常用于股腘部痛、麻木；便秘。

39．委阳 Wěiyáng（BL39）

【定位】在膝部，腘横纹上，股二头肌腱的内侧缘。

【主治】主治腰腿、前阴病症。常用于腹满、小便不利、腰背痛、腿足痛。

40．委中 Wěizhōng（BL40）

【定位】在膝后区，腘横纹中点。

【主治】主治腰腿、前阴病症。常用于腰背痛、下肢痿痹；小腹痛；小便不利、遗尿。

41．附分 Fùfēn（BL41）

【定位】在脊柱区，第 2 胸椎棘突下，后正中线旁开 3 寸。

【主治】主治局部病症。常用于肩背拘急、颈项强痛、肘臂麻木。

42．魄户 Pòhù（BL42）

【定位】在脊柱区，第 3 胸椎棘突下，后正中线旁开 3 寸。

【主治】主治肺部、局部病症。常用于肺痨、咳嗽、气喘；颈项强痛、肩背痛。

43．膏肓 Gāohuāng（BL43）

【定位】在脊柱区，第 4 胸椎棘突下，后正中线旁开 3 寸。

【主治】主治虚劳及肺部病症。常用于肺痨、咳嗽、气喘、盗汗、遗精。

44．神堂 Shéntáng（BL44）

【定位】在脊柱区，第 5 胸椎棘突下，后正中线旁开 3 寸。

【主治】主治胸肺部病症。常用于咳嗽，气喘，胸闷，腰背痛。

45．譩譆 Yìxǐ（BL45）

【定位】在脊柱区，第 6 胸椎棘突下，后正中线旁开 3 寸。

【主治】主治肩背部、肺部病症。常用于肩背拘急引胁；咳嗽、气喘；疟疾、热病。

46．膈关 Géguān（BL46）

【定位】在脊柱区，第 7 胸椎棘突下，后正中线旁开 3 寸。

【主治】主治胸部、背部病症。常用于胸闷、呕吐、呃逆、嗳气；腰背痛。

47．魂门 Húnmén（BL47）

【定位】在脊柱区，第 9 胸椎棘突下，后正中线旁开 3 寸。

【主治】主治局部病症。常用于胁痛、背痛、呕吐、泄泻。

48．阳纲 Yánggāng（BL48）

【定位】在脊柱区，第 10 胸椎棘突下，后正中线旁开 3 寸。

【主治】主治腹部病症。常用于食饮不下、肠鸣、泄泻；小便黄赤。

49．意舍 Yìshè（BL49）

【定位】在脊柱区，第 11 胸椎棘突下，后正中线旁开 3 寸。

【主治】主治腹部病症。常用于腹胀、泄泻、发热、消渴、目黄。

50．胃仓 Wèicāng（BL50）

【定位】在脊柱区，第 12 胸椎棘突下，后正中线旁开 3 寸。

【主治】主治腹部病症。常用于腹胀、水肿、胃脘痛、小儿食积；腰背痛。

51．肓门 Huāngmén（BL51）

【定位】在腰区，第1腰椎棘突下，后正中线旁开3寸。

【主治】常用于心下坚痛、产后杂病等。

52．志室 Zhìshì（BL52）

【定位】在腰区，第2腰椎棘突下，后正中线旁开3寸。

【主治】主治局部病症。常用于腰背痛；遗精、阳痿、小便不利等。

53．胞肓 Bāohuāng（BL53）

【定位】在骶区，横平第2骶后孔，骶正中嵴旁开3寸。

【主治】主治局部病症、腹部病症。常用于腰背痛、肠鸣、腹胀、便秘、癃闭。

54．秩边 Zhìbiān（BL54）

【定位】在骶区，横平第4骶后孔，骶正中嵴旁开3寸。

【主治】主治局部及前后阴病症。常用于腰骶痛、下肢痿痹；小便不利、便秘、痔疮，阴痛。

55．合阳 Héyáng（BL55）

【定位】在小腿后区，腘横纹下2寸，腓肠肌内、外侧头之间。

【主治】主治腰腿部病症、妇科崩漏症。常用于腰背痛、下肢痿痹、疝气；崩漏。

56．承筋 Chéngjīn（BL56）

【定位】在小腿后区，腘横纹下5寸，腓肠肌两肌腹之间。

【主治】主治腰腿部病症。常用于腰背痛、小腿拘急、疼痛；痔疮。

57．承山 Chéngshān（BL57）

【定位】在小腿后区，腓肠肌两肌腹与肌腱交角处。

【主治】主治腰腿拘急及痔疮等病症。常用于腰背痛、小腿拘急、疼痛；痔疮、便秘。

58．飞扬 Fēiyáng（BL58）

【定位】在小腿后区，昆仑（BL60）直上 7 寸，腓肠肌外下缘与跟腱移行处。

【主治】主治头、面部病症。常用于头痛、眩晕、鼻衄；腰腿痛、痔疮。颈椎前路手术、剖宫产手术针麻用穴。

59．跗阳 Fūyáng（BL59）

【定位】在小腿后区，昆仑（BL60）直上 3 寸，腓骨与跟腱之间。

【主治】主治腰腿部病症。常用于腰骶痛、下肢痿痹、外踝肿痛、头痛。颈椎前路手术针麻用穴。

60．昆仑 Kūnlún（BL60）

【定位】在踝区，外踝尖与跟腱之间的凹陷中。

【主治】主治头项及腰腿部病症。常用于头痛、目痛、颈项强痛、腰痛、足踝肿痛；癫痫；难产。

61．仆参 Púcān（BL61）

【定位】在跟区，昆仑（BL60）直下，跟骨外侧，赤白肉际处。

【主治】主治局部病症。常用于腰痛、下肢痿弱、腿痛转筋、足跟肿痛；癫痫。

62．申脉 Shēnmài（BL62）

【定位】在踝区，外踝尖直下，外踝下缘与跟骨之间凹陷中。

【主治】主治头面病症。常用于头痛、眩晕、癫狂、痫证；腰腿脚痛。

63．金门 Jīnmén（BL63）

【定位】在足背，外踝前缘直下，第 5 跖骨粗隆后方，骰骨下缘凹陷中。

【主治】主治头部及腰腿病症。常用于头痛、腰痛、下肢痿痹、外踝肿痛；小儿惊风。颅脑外科手术（前颅窝）、颅脑外科手术（颞顶枕）、肺切除术针麻用穴。

64. 京骨 Jīnggǔ（BL64）

【定位】在跖区，第 5 跖骨粗隆前下方，赤白肉际处。

【主治】主治头项部病症。常用于头痛、颈项强痛、腰腿痛；癫痫。新增：鼻衄。

65. 束骨 Shùgǔ（BL65）

【定位】在跖区，第 5 跖趾关节的近端，赤白肉际处。

【主治】主治头部病症。常用于头痛、恶风、眩晕、癫、狂、痫；腰腿痛。

66. 足通谷 Zútōnggǔ（BL66）

【定位】在足趾，第 5 跖趾关节的远端，赤白肉际处。

【主治】主治头部病症。常用于头痛、颈项强痛、鼻衄、癫狂。

67. 至阴 Zhìyīn（BL67）

【定位】在足趾，小趾末节外侧，趾甲根角侧后方 0.1寸（指寸）。

至阴

【主治】主治头面部及妇科胎产病症。常用于头痛、目痛、鼻塞、鼻衄；胎位不正、滞产；足膝肿痛。

（八）足少阴肾经穴位（图 3-18）

1. 涌泉 Yǒngquán（KI1）

【定位】在足底，屈足卷趾时足心最凹陷中。

【主治】主治热病、心肺病症。常用于热病、心烦、舌干、咽喉肿痛、咳嗽、气短、足心热；腰脊痛、大便难、小便不利。

2. 然谷 Rángǔ（KI2）

【定位】在足内侧，足舟骨粗隆下方，赤白肉际处。

【主治】主治妇科及前阴病症。常用于月经不调、阴痒、子宫脱垂；遗精、阳痿；唾血、咽喉肿痛、消渴、黄疸、泄泻；小儿脐风；足跗肿痛。

3．太溪 Tàixī（KI3）

【定位】在踝区，内踝尖与跟腱之间的凹陷中。

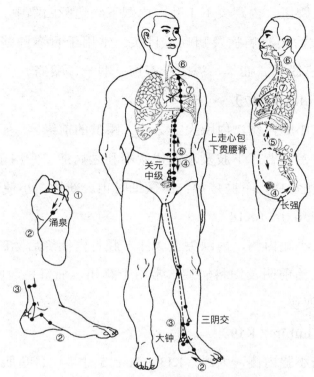

图 3-18　足少阴肾经穴位

【主治】主治前阴及咽喉病症。常用于遗精、阳痿；咽喉肿痛、齿痛；咳嗽、气喘、咯血、胸痛；消渴、便秘；腰背痛、下肢厥冷。

4．大钟 Dàzhōng（KI4）

【定位】在跟区，内踝后下方，跟骨上缘，跟腱附着部前缘凹陷中。

【主治】主治腰背及前阴病症。常用于腰背痛、癃闭、便秘；唾血、气喘、痴呆、嗜卧、足跟痛。新增：心烦。

5．水泉 Shuǐquán（KI5）

【定位】在跟区，太溪（KI3）直下 1 寸，跟骨结节内侧凹陷中。

【主治】主治妇科病症。常用于月经不调、痛经、子宫脱垂；小便不利；

目昏。

6．照海 Zhàohǎi（KI6）

【定位】在踝区，内踝尖下1寸，内踝下缘边际凹陷中。

【主治】主治妇科病症及咽喉、目疾。常用于目赤肿痛；月经不调、赤白带下、子宫脱垂、疝气、癃闭；癫痫；咽干、咽痛。

7．复溜 Fùliū（KI7）

【定位】在小腿内侧，内踝尖上2寸，跟腱的前缘。

【主治】主治腰背、下肢及水液代谢不利之病症。常用于腹痛、泄泻；水肿、汗证；腰背痛，下肢痿痹；脉微细时止。新增：小便不利。

8．交信 Jiāoxìn（KI8）

【定位】在小腿内侧，内踝尖上2寸，胫骨内侧缘后际凹陷中。

【主治】主治前阴及妇科病症。常用于癃闭、疝气引股膝内侧痛；女子漏血不止；便秘。

9．筑宾 Zhùbīn（KI9）

【定位】在小腿内侧，太溪（KI3）直上5寸，比目鱼肌与跟腱之间。

【主治】主治癫狂及局部病症。常用于癫痫、吐舌；疝气；呕吐；小腿内侧痛。

10．阴谷 Yīngǔ（KI10）

【定位】在膝后区，腘横纹上，半腱肌肌腱外侧缘。

【主治】主治前阴及妇科病症。常用于阳痿、月经不调、崩漏；小便不利；腰背痛、少腹急引膝股内侧痛；癫狂。

11．横骨 Hénggǔ（KI11）

【定位】在下腹部，脐中下5寸，前正中线旁开0.5寸。

【主治】主治少腹、前阴部病症。常用于疝气、少腹胀痛；小便不利、遗尿、遗精、阳痿。

12．大赫 Dàhè（KI12）

【定位】在下腹部，脐中下 4 寸，前正中线旁开 0.5 寸。

【主治】主治男科、妇科病症。常用于遗精、囊缩；子宫脱垂、带下。

13．气穴 Qìxué（KI13）

【定位】在下腹部，脐中下 3 寸，前正中线旁开 0.5 寸。

【主治】主治妇科病症。常用于月经不调、带下；腹痛引腰脊。新增：不孕。

14．四满 Sìmǎn（KI14）

【定位】在下腹部，脐中下 2 寸，前正中线旁开 0.5 寸。

【主治】主治妇科、男科病症。常用于月经不调、带下、积聚、遗精；遗尿、泄泻、腹痛、水肿。

15．中注 Zhōngzhù（KI15）

【定位】在下腹部，脐中下 1 寸，前正中线旁开 0.5 寸。

【主治】主治胃肠病症。常用于便秘、腹痛。

16．肓俞 Huāngshū（KI16）

【定位】在腹部，脐中旁开 0.5 寸。

【主治】主治胃肠病症。常用于腹痛、便秘。

17．商曲 Shāngqū（KI17）

【定位】在上腹部，脐中上 2 寸，前正中线旁开 0.5 寸。

【主治】主治胃肠病症。常用于腹中积聚、腹痛、泄泻、便秘。

18．石关 Shíguān（KI18）

【定位】在上腹部，脐中上 3 寸，前正中线旁开 0.5 寸。

【主治】主治脾胃、妇科病症。常用于便秘、呕吐、多唾；妇人胞中积聚、疼痛。

19．阴都 Yīndū（KI19）

【定位】在上腹部，脐中上 4 寸，前正中线旁开 0.5 寸。

【主治】主治胃肠病症。常用于肠鸣、腹痛、腹胀。

20．腹通谷 Fùtōnggǔ（KI20）

【定位】在上腹部，脐中上 5 寸，前正中线旁开 0.5 寸。

【主治】主治胃肠病症。常用于腹中积聚、腹痛、腹胀、呕吐。

21．幽门 Yōumén（KI21）

【定位】在上腹部，脐中上 6 寸，前正中线旁开 0.5 寸。

【主治】主治胃肠病症。常用于呃逆、呕吐、腹痛、腹胀、泄泻。

22．步廊 Bùláng（KI22）

【定位】在胸部，第 5 肋间隙，前正中线旁开 2 寸。

【主治】主治胸肺部病症。常用于胸胁胀满、咳嗽、气喘、呕吐。

23．神封 Shénfēng（KI23）

【定位】在胸部，第 4 肋间隙，前正中线旁开 2 寸。

【主治】主治胸肺部病症。常用于胸胁胀满、咳嗽、气喘；呕吐、食欲缺乏；乳痈。

24．灵墟 Língxū（KI24）

【定位】在胸部，第 3 肋间隙，前正中线旁开 2 寸。

【主治】主治胸肺部病症。常用于胸胁胀满、咳嗽、气喘；呕吐。

25．神藏 Shéncáng（KI25）

【定位】在胸部，第 2 肋间隙，前正中线旁开 2 寸。

【主治】主治胸肺部病症。常用于胸满、咳嗽、气喘；呕吐、食欲不振。

26．彧中 Yùzhōng（KI26）

【定位】在胸部，第 1 肋间隙，前正中线旁开 2 寸。

【主治】主治胸肺部病症。常用于胸胁胀满、咳嗽、气喘、痰多。

27．俞府 Shūfǔ（KI27）

【定位】在胸部，锁骨下缘，前正中线旁开 2 寸。

【主治】主治胸肺部病症。常用于咳嗽、气喘、胸痛、呕吐。

（九）手厥阴心包经穴位（图 3-19）

1．天池 Tiānchí（PC1）

【定位】在胸部，第 4 肋间隙，前正中线旁开 5 寸。

【主治】主治胸肺部病症。常用于咳嗽、痰多、胸闷、气喘、胸痛；腋下肿、瘰疬。

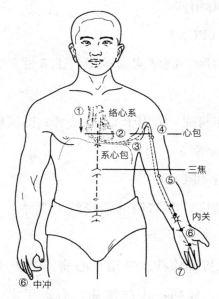

图 3-19　手厥阴心包经穴位

2．天泉 Tiānquán（PC2）

【定位】在臂前区，腋前纹头下 2 寸，肱二头肌的长、短头之间。

【主治】主治心肺及局部病症。常用于心痛、咳嗽、胸胁胀痛、胸背疼痛、上臂内侧痛。

3．曲泽 Qūzé（PC3）

【定位】在肘前区，肘横纹上，肱二头肌腱的尺侧缘凹陷中。

【主治】主治心部病症。常用于心痛、心悸、善惊；胃脘痛、吐血、呕吐；热病、口干；上肢痹痛。

4．郄门 Xìmén（PC4）

【定位】在前臂前区，腕掌侧远端横纹上5寸，掌长肌腱与桡侧腕屈肌腱之间。

【主治】主治心胸部病症。常用于心痛、心悸、心烦、胸痛；咯血、吐血、衄血。心脏手术的针麻用穴。

5．间使 Jiānshǐ（PC5）

【定位】在前臂前区，腕掌侧远端横纹上3寸，掌长肌腱与桡侧腕屈肌腱之间。

【主治】主治心部病症。常用于心痛、心悸；胃脘痛、呕吐；热病、心烦、癫狂、痫病、失音；疟疾。

6．内关 Nèiguān（PC6）

【定位】在前臂前区，腕掌侧远端横纹上2寸，掌长肌腱与桡侧腕屈肌腱之间。

【主治】主治心、胃部病症。常用于心痛、心悸、胸闷；胃脘痛、呕吐、呃逆、痞块；癫、狂、痫病；上肢痹痛。心脏手术、甲状腺手术、剖腹产手术、胃大部切除术的针麻用穴。

7．大陵 Dàlíng（PC7）

【定位】在腕前区，腕掌侧远端横纹中，掌长肌腱与桡侧腕屈肌腱之间。

【主治】主治心、胃部病症。常用于心痛、心悸、胸胁痛；胃脘痛、呕吐、吐血；悲恐善笑、癫、狂、痫；上肢痹痛。新增：疮肿。

8．劳宫 Láogōng（PC8）

【定位】在掌区，横平第3掌指关节近端，第2、3掌骨之间偏于第3掌骨。

劳宫

【主治】主治心、胃部病症。常用于口疮、口臭；鹅掌风；癫狂、痫病；心痛、烦满、呕吐、吐血；热病、口渴。

9．中冲 Zhōngchōng（PC9）

【定位】在手指，中指末端最高点。

【主治】主治热病、急症。常用于中风昏迷、舌强不语、心痛、中暑、晕厥、热病、小儿惊风。

（十）手少阳三焦经穴位（图3-20）

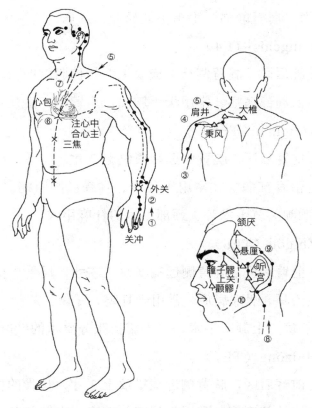

图3-20　手少阳三焦经穴位

113

1. 关冲 Guānchōng（TE1）

【定位】在手指，第4指末节尺侧，指甲根角侧上方0.1寸（指寸）。

【主治】主治头面五官部病症。常用于头痛、目赤、耳鸣、耳聋、咽喉肿痛、舌强；热病、口渴、唇干。

2. 液门 Yèmén（TE2）

【定位】在手背，第4、5指间，指蹼缘上方赤白肉际凹陷中。

【主治】主治头面及五官部病症。常用于头痛、目赤、耳聋、耳鸣、咽喉肿痛；手臂肿痛；热病。

3. 中渚 Zhōngzhǔ（TE3）

【定位】在手背，第4、5掌骨间，第4掌指关节近端凹陷中。

【主治】主治头面及五官部病症。常用于头痛、目痛、耳聋、耳鸣、咽喉肿痛；肩背、肘臂酸痛、手指不能屈伸；热病。

4. 阳池 Yángchí（TE4）

【定位】在腕后区，腕背侧远端横纹上，指伸肌腱的尺侧缘凹陷中。

【主治】主治局部病症。常用于手腕痛、肩臂痛；疟疾；口干。

5. 外关 Wàiguān（TE5）

【定位】在前臂后区，腕背侧远端横纹上2寸，尺骨与桡骨间隙中点。

【主治】主治耳部病症。常用于耳鸣、耳聋；胸胁痛；上肢痹痛。颈椎前路手术、颞颌关节手术等头颈部手术的针麻用穴。

6. 支沟 Zhīgōu（TE6）

【定位】在前臂后区，腕背侧远端横纹上3寸，尺骨与桡骨间隙中点。

【主治】主治耳、咽部病症。常用于耳鸣、耳聋、失音；瘰疬；胁肋痛；呕吐，便秘；热病。上颌窦手术、二尖瓣扩张分离术的针麻用穴。

7. 会宗 Huìzōng（TE7）

【定位】在前臂后区，腕背侧远端横纹上3寸，尺骨的桡侧缘。

【主治】主治耳部病症。常用于耳聋；痫病；上肢肌肤痛。

8．三阳络 Sānyángluò（TE8）

【定位】在前臂后区，腕背侧远端横纹上 4 寸，尺骨与桡骨间隙中点。

【主治】主治耳、齿部病症。常用于耳聋、失音、齿痛；上肢痹痛。肺切除术、心脏手术的针麻用穴。

9．四渎 Sìdú（TE9）

【定位】在前臂后区，肘尖（EX-UE1）下 5 寸，尺骨与桡骨间隙中点。

【主治】主治耳、齿部病症。常用于耳聋、齿痛；上肢痹痛。

10．天井 Tiānjǐng（TE10）

【定位】在肘后区，肘尖（EX-UE1）上 1 寸凹陷中。

【主治】主治心胸部病症。常用于癫病；胸痹、心痛；瘰疬、瘿气；肩臂痛。

11．清冷渊 Qīnglěngyuān（TE11）

【定位】在臂后区，肘尖（EX-UE1）与肩峰角连线上，肘尖（EX-UE1）上 2 寸。

【主治】主治局部病症。常用于头痛；上肢痹痛。

12．消泺 Xiāoluò（TE12）

【定位】在臂后区，肘尖（EX-UE1）与肩峰角连线上，肘尖（EX-UE1）上 5 寸。

【主治】主治头项部病症。常用于头痛、齿痛、颈项强痛、肩背痛。

13．臑会 Nàohuì（TE13）

【定位】在臂后区，肩峰角下 3 寸，三角肌的后下缘。

【主治】主治局部病症。常用于瘿气、瘰疬、上肢痹痛。

14．肩髎 Jiānliáo（TE14）

【定位】在三角肌区，肩峰角与肱骨大结节两骨间凹陷中。

【主治】主治局部病症。常用于肩痛不举。

15．天髎 Tiānliáo（TE15）

【定位】在肩胛区，肩胛骨上角骨际凹陷中。

【主治】主治局部病症。常用于肩臂痛、颈项强痛。

16．天牖 Tiānyǒu（TE16）

【定位】在颈部，横平下颌角，胸锁乳突肌的后缘凹陷中。

【主治】主治头面、颈项部病症。常用于头痛、眩晕、颈项强痛、目昏、耳聋、涕出不收、咽喉肿痛；瘰疬。

17．翳风 Yìfēng（TE17）

【定位】在颈部，耳垂后方，乳突下端前方凹陷中。

【主治】主治局部病症。常用于耳鸣、耳聋、口眼㖞斜；口噤、颊肿、瘰疬。颅脑外科手术、腭裂修复术的针麻用穴。新增：习惯性下颌关节脱位。

18．瘈脉 Chìmài（TE18）

【定位】在头部，乳突中央，角孙（TE20）与翳风（TE17）沿耳轮弧形连线的上 2/3 与下 1/3 的交点处。

【主治】主治小儿惊痫。常用于小儿惊风、抽搐。

19．颅息 Lúxī（TE19）

【定位】在头部，角孙（TE20）与翳风（TE17）沿耳轮弧形连线的上 1/3 与下 2/3 的交点处。

【主治】主治小儿惊痫。常用于小儿惊风、耳鸣、气喘。

20．角孙 Jiǎosūn（TE20）

【定位】在头部，耳尖正对发际处。

【主治】主治齿、面部病症。常用于齿痛、颊肿、目翳。

21．耳门 Ěrmén（TE21）

【定位】在耳区，耳屏上切迹与下颌骨髁突之间的凹陷中。

【主治】主治耳、齿部病症。常用于耳鸣、耳聋、齿痛、颊肿痛。

22．耳和髎 Ěrhéliáo（TE22）

【定位】在头部，鬓发后缘，耳郭根的前方，颞浅动脉的后缘。

【主治】主治头面部病症。常用于头痛、耳鸣、口㖞。

23．丝竹空 Sīzhúkōng（TE23）

【定位】在面部，眉梢凹陷中。

【主治】主治头、目部病症。常用于头痛、眩晕、目赤肿痛、眼肌抽搐、倒睫；癫痫、目上视。

（十一）足少阳胆经穴位（图3-21）

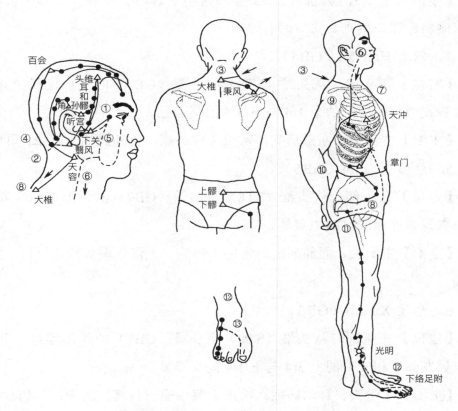

图3-21 足少阳胆经穴位

1．瞳子髎 Tóngzǐliáo（GB1）

【定位】在面部，目外眦外侧0.5寸凹陷中。

【主治】主治头、目部病症。常用于头痛；目赤肿痛、内障、视力下降、目翳。

2．听会 Tīnghuì（GB2）

【定位】在面部，耳屏间切迹与下颌骨髁突之间的凹陷中。

【主治】主治耳部病症。常用于耳鸣、耳聋；齿痛；下颌关节脱位；口眼㖞斜。

3．上关 Shàngguān（GB3）

【定位】在面部，颧弓上缘中央凹陷中。

【主治】主治耳部、口齿部病症。常用于耳鸣、耳聋、聤耳、齿痛、口眼㖞斜；张口困难、张口时有弹响。

4．颔厌 Hànyàn（GB4）

【定位】在头部，从头维（ST8）至曲鬓（GB7）的弧形连线（其弧度与鬓发弧度相应）的上 1/4 与下 3/4 的交点处。

【主治】主治头、面部病症。常用于偏头痛、目外眦痛、眩晕；耳鸣。

5．悬颅 Xuánlú（GB5）

【定位】在头部，从头维（ST8）至曲鬓（GB7）的弧形连线（其弧度与鬓发弧度相应）的中点处。

【主治】主治头、面部病症。常用于热病，无汗，偏头痛，引目、颔、齿痛。

6．悬厘 Xuánlí（GB6）

【定位】在头部，从头维（ST8）至曲鬓（GB7）的弧形连线（其弧度与鬓发弧度相应）的上 3/4 与下 1/4 的交点处。

【主治】主治头、目部病症。常用于偏头痛、目痛。新增：热病。

7．曲鬓 Qūbìn（GB7）

【定位】在头部，耳前鬓角发际后缘与耳尖水平线的交点处。

【主治】主治头、面部病症。常用于头痛、齿痛；颊肿、口噤。

8．率谷 Shuàigǔ（GB8）

【定位】在头部，耳尖直上入发际 1.5 寸。

【主治】主治头部病症。常用于偏头痛、眩晕、呕吐；小儿惊风。

9．天冲 Tiānchōng（GB9）

【定位】在头部，耳根后缘直上入发际 2 寸。

【主治】主治头部病症。常用于头痛、癫痫、牙龈肿痛。

10．浮白 Fúbái（GB10）

【定位】在头部，耳后乳突的后上方，从天冲（GB9）至完骨（GB12）的弧形连线（其弧度与耳郭弧度相应）的上 1/3 与下 2/3 交点处。

【主治】主治头、面部病症。常用于头痛、目痛、齿痛；下肢痿痹。

11．头窍阴 Tóuqiàoyīn（GB11）

【定位】在头部，耳后乳突的后上方，从天冲（GB9）到完骨（GB12）的弧形连线（其弧度与耳郭弧度相应）的上 2/3 与下 1/3 交点处。

【主治】主治头项部病症。常用于头痛、颈项强痛。

12．完骨 Wángǔ（GB12）

【定位】在头部，耳后乳突的后下方凹陷中。

【主治】主治头项、口齿部病症。常用于头痛、颈项强痛、咽喉肿痛、颊肿、齿痛；癫狂；中风、口眼喎斜、下肢痿痹。

13．本神 Běnshén（GB13）

【定位】在头部，前发际上 0.5 寸，头正中线旁开 3 寸。

【主治】主治头、目部病症。常用于头痛、颈项强痛、眩晕；小儿惊风、痫病。

14．阳白 Yángbái（GB14）

【定位】在头部，眉上 1 寸，瞳孔直上。

【主治】主治头、目部病症。常用于头痛、目痛、目痒、目翳。斜视矫正术、青光眼手术的针麻用穴。

15．头临泣 Tóulínqì（GB15）

【定位】在头部，前发际上 0.5 寸，瞳孔直上。

【主治】主治头、目部病症。常用于头痛、眩晕；目痛、流泪、目翳；鼻塞，鼻渊；小儿惊风。新增：目上视。

16．目窗 Mùchuāng（GB16）

【定位】在头部，前发际上 1.5 寸，瞳孔直上。

【主治】主治头、目部病症。常用于头痛、眩晕；目痛、近视。

17．正营 Zhèngyíng（GB17）

【定位】在头部，前发际上 2.5 寸，瞳孔直上。

【主治】主治头、目部病症。常用于头痛、眩晕、齿痛。

18．承灵 Chénglíng（GB18）

【定位】在头部，前发际上 4 寸，瞳孔直上。

【主治】主治外感病症。常用于头痛、恶寒、鼻衄、鼻塞。

19．脑空 Nǎokōng（GB19）

【定位】在头部，横平枕外隆凸的上缘，风池（GB20）直上。

【主治】主治头、面、五官部病症。常用于发热、头痛、颈项强痛；眩晕、目痛、鼻衄、鼻部疮疡、耳聋；癫、狂、痫。

20．风池 Fēngchí（GB20）

【定位】在颈后区，枕骨之下，胸锁乳突肌上端与斜方肌上端之间的凹陷中。

【主治】主治脑部、耳目部病症。常用于中风、痫病、癫狂、眩晕；耳鸣、耳聋、目赤肿痛；头痛、鼻塞、鼻衄；颈项强痛。颅脑外科手术的针麻用穴。

21．肩井 Jiānjǐng（GB21）

【定位】在肩胛区，第 7 颈椎棘突与肩峰最外侧点连线的中点。

【主治】主治局部病症。常用于颈项强痛、肩背痛、中风、上肢不遂、瘰疬；难产、乳痈、缺乳。

22．渊腋 Yuānyè（GB22）

【定位】在胸外侧区，第 4 肋间隙中，在腋中线上。

【主治】主治局部病症。常用于胸胁胀痛、上肢痹痛、腋下肿。

23．辄筋 Zhéjīn（GB23）

【定位】在胸外侧区，第 4 肋间隙中，腋中线前 1 寸。

【主治】主治胸部病症。常用于胸胁胀满、气喘、不能平卧。

24．日月 Rìyuè（GB24）

【定位】在胸部，第 7 肋间隙中，前正中线旁开 4 寸。

【主治】主治胁部病症。常用于胁痛；多唾、吞酸、呃逆；黄疸。

25．京门 Jīngmén（GB25）

【定位】在上腹部，第 12 肋骨游离端的下际。

【主治】主治胁部、二便病症。常用于腰痛、胁痛、胯痛；肠鸣、泄泻、腹胀、小便不利、水肿。

26．带脉 Dàimài（GB26）

【定位】在侧腹部，第 11 肋骨游离端垂线与脐水平线的交点上。

【主治】主治妇科病症。常用于月经不调、赤白带下；少腹痛、疝气、腰胁痛。

27．五枢 Wǔshū（GB27）

【定位】在下腹部，横平脐下 3 寸，髂前上棘内侧。

【主治】主治局部、妇科病症。常用于疝气；少腹痛、腰背痛、胯痛；赤白带下、月经不调。全子宫切除术的针麻用穴。

28．维道 Wéidào（GB28）

【定位】在下腹部，髂前上棘内下 0.5 寸。

【主治】主治腰腿部、腹部病症。常用于腰腿痛；呕吐、食欲缺乏、水肿。腹股沟斜疝修补术、全子宫切除术的针麻用穴。

29．居髎 Jūliáo（GB29）

【定位】在臀区，髂前上棘与股骨大转子最凸点连线的中点处。

【主治】主治局部病症。常用于疝气、腰痛引小腹；腰腿痛。

30．环跳 Huántiào（GB30）

【定位】在臀区，股骨大转子最凸点与骶管裂孔连线的外 1/3 与内 2/3 交点处。

【主治】主治腰腿部病症。常用于腰痛、胯痛，下肢痿痹，半身不遂。

31．风市 Fēngshì（GB31）

【定位】在股部，直立垂手，掌心贴于大腿时，中指尖所指凹陷中，髂胫束后缘。

【主治】主治腰腿部病症。常用于腰腿痛，下肢痿痹、麻木，半身不遂；遍身瘙痒。

32．中渎 Zhōngdú（GB32）

【定位】在股部，腘横纹上 7 寸，髂胫束后缘。

【主治】主治局部病症。常用于下肢痿痹、麻木，半身不遂。

33．膝阳关 Xīyángguān（GB33）

【定位】在膝部，股骨外上髁后上缘，股二头肌腱与髂胫束之间的凹陷中。

【主治】主治局部病症。常用于膝腘肿痛、挛急，小腿麻木。

34．阳陵泉 Yánglíngquán（GB34）

【定位】在小腿外侧，腓骨头前下方凹陷中。

【主治】主治胆部、胁下部病症。常用于胁痛、口苦、呕吐、吞酸；膝肿痛、下肢痿痹及麻木。

阳陵泉

35．阳交 Yángjiāo（GB35）

【定位】在小腿外侧，外踝尖上 7 寸，腓骨后缘。

【主治】主治脑部、局部病症。常用于胸满、咽喉肿痛；癫狂、抽搐；

下肢痿痹、转筋。

36．外丘 Wàiqiū（GB36）

【定位】在小腿外侧，外踝尖上 7 寸，腓骨前缘。

【主治】主治胸胁部、局部病症。常用于胸胁胀满、下肢痿痹、癫狂。

37．光明 Guāngmíng（GB37）

【定位】在小腿外侧，外踝尖上 5 寸，腓骨前缘。

【主治】主治目疾。常用于目痛、夜盲、近视、目翳；下肢痿痹。

38．阳辅 Yángfǔ（GB38）

【定位】在小腿外侧，外踝尖上 4 寸，腓骨前缘。

【主治】主治咽喉部、胸胁部病症。常用于咽喉肿痛；胸胁胀痛、腋下肿痛、瘰疬；下肢痿痹。肺切除术的针麻用穴。

39．悬钟 Xuánzhōng（GB39）

【定位】在小腿外侧，外踝尖上 3 寸，腓骨前缘。

【主治】主治脾胃、局部病症。常用于腹满、食欲缺乏；半身不遂、下肢痿痹、足胫挛痛。

40．丘墟 Qiūxū（GB40）

【定位】在踝区，外踝的前下方，趾长伸肌腱的外侧凹陷中。

【主治】主治胁部、目部病症。常用于胸胁痛、善太息，颈肿、腋下肿；疟疾；目昏、目翳；小腿酸痛、外踝肿痛、足下垂。

41．足临泣 Zúlínqì（GB41）

【定位】在足背，第 4、5 跖骨底结合部的前方，第 5 趾长伸肌腱外侧凹陷中。

【主治】主治头部、胸胁部病症。常用于偏头痛、眩晕、胁痛、瘰疬、膝痛、足痛、疟疾；月经不调、乳痈。颅脑外科手术（后颅窝）的针麻用穴。

42．地五会 Dìwǔhuì（GB42）

【定位】在足背，第 4、5 跖骨间，第 4 跖趾关节近端凹陷中。

【主治】主治目疾、局部病症。常用于目赤肿痛、腋下肿；足背红肿；乳痈。新增：唾血、皮肤不泽。

43．侠溪 Xiáxī（GB43）

【定位】在足背，第4、5趾间，趾蹼缘后方赤白肉际处。

【主治】主治头部、耳目部病症。常用于热病、头痛、眩晕、颊肿；耳聋、耳鸣、目赤肿痛；胁痛、膝股痛、足痛；乳痈。

44．足窍阴 Zúqiàoyīn（GB44）

【定位】在足趾，第4趾末节外侧，趾甲根角侧后方0.1寸（指寸）。

【主治】主治胸胁部、耳部病症。常用于头痛、目赤肿痛、胸胁痛；耳鸣、耳聋；足痛。

（十二）足厥阴肝经穴位（图3-22）

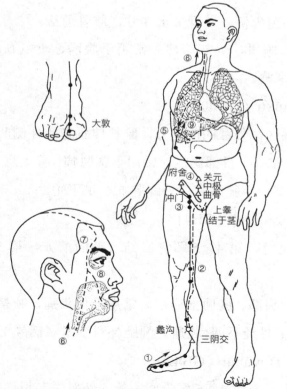

图3-22　足厥阴肝经穴位

1．大敦 Dàdūn（LR1）

【定位】在足趾，大趾末节外侧，趾甲根角侧后方 0.1 寸（指寸）。

【主治】主治前阴部、妇科病症。常用于睾丸肿痛、前阴痛、少腹疼痛，遗尿、癃闭；月经不调、子宫下垂；疝气；小儿惊风、痫病；昏厥。

2．行间 Xíngjiān（LR2）

【定位】在足背，第 1、2 趾间，趾蹼缘后方赤白肉际处。

【主治】主治前阴部、咽部病症。常用于疝气、少腹疼痛；前阴痛、遗尿、癃闭；月经不调、带下；目赤肿痛、口干渴；胁痛、癫病、善怒、太息；脚膝肿痛。新增：咽喉肿痛。

3．太冲 Tàichōng（LR3）

【定位】在足背，第 1、2 跖骨间，跖骨底结合部前方凹陷中，或触及动脉搏动。

太冲

【主治】主治前阴、胁下、咽部病症。常用于前阴痛、少腹肿；癃闭、遗尿；月经不调；黄疸、胁痛、腹胀、呕逆；小儿惊风；目赤肿痛、咽干、咽痛；下肢痿痹、足跗肿痛。颅脑外科手术、剖腹产等手术针麻用穴。新增：难产。

4．中封 Zhōngfēng（LR4）

【定位】在踝区，内踝前，胫骨前肌肌腱的内侧缘凹陷中。

【主治】主治前阴部病症。常用于疝气引腰痛、少腹痛；遗精、小便不利。

5．蠡沟 Lígōu（LR5）

【定位】在小腿内侧，内踝尖上 5 寸，胫骨内侧面的中央。

【主治】主治前阴部病症。常用于阴疝、睾丸肿痛、小便不利、遗尿；月经不调、赤白带下、阴痒。

6．中都 Zhōngdū（LR6）

【定位】在小腿内侧，内踝尖上 7 寸，胫骨内侧面的中央。

【主治】主治前阴部病症。常用于疝气；泄泻、少腹痛；崩漏、恶露不绝。

7．膝关 Xīguān（LR7）

【定位】在膝部，胫骨内侧髁的下方，阴陵泉（SP9）后1寸。

【主治】主治局部病症。常用于阴疝所致的少腹痛引咽喉、膝内侧痛；膝髌肿痛、下肢痿痹。

8．曲泉 Qūquán（LR8）

【定位】在膝部，腘横纹内侧端，半腱肌肌腱内缘凹陷中。

【主治】主治前阴部、少腹部病症。常用于疝气；前阴痛、遗精、阳痿、小便不利；月经不调、带下、子宫脱垂、阴痒、少腹疼痛；惊狂；膝肿痛、下肢痿痹。新增：妇人胞中积聚。

9．阴包 Yīnbāo（LR9）

【定位】在股前区，髌底上4寸，股薄肌与缝匠肌之间。

【主治】主治妇科、前阴部病症。常用于腰骶痛、少腹痛；月经不调；小便不利、遗尿。

10．足五里 Zúwǔlǐ（LR10）

【定位】在股前区，气冲（ST30）直下3寸，动脉搏动处。

【主治】主治前阴部病症。常用于少腹痛、小便不利、子宫脱垂、睾丸肿痛。

11．阴廉 Yīnlián（LR11）

【定位】在股前区，气冲（ST30）直下2寸。

【主治】主治妇科病症。常用于月经不调、不孕、少腹痛。

12．急脉 Jímài（LR12）

【定位】在腹股沟区，横平耻骨联合上缘，前正中线旁开2.5寸。

【主治】主治前阴部病症。常用于疝气、前阴痛、少腹痛。

13．章门 Zhāngmén（LR13）

【定位】在侧腹部，在第 11 肋游离端的下际。

【主治】主治肝脾、胃肠病症。常用于黄疸、胁痛、痞块（肝脾大）；腹痛、腹胀、肠鸣、呕吐。

14．期门 Qīmén（LR14）

【定位】在胸部，第 6 肋间隙，前正中线旁开 4 寸。

【主治】主治肝脾、胸胁部病症。常用于胸胁胀痛，胁下积聚；呕吐，腹胀，泄泻；乳痈；喘。

（十三）督脉经穴穴位（图 3-23）

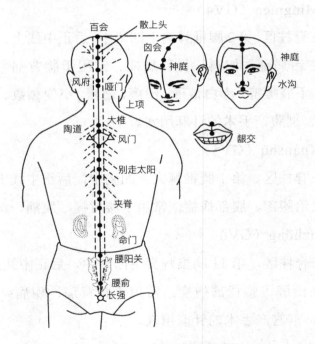

图 3-23　督脉经穴穴位

1．长强 Chángqiáng（GV1）

【定位】在会阴区，尾骨下方，尾骨端与肛门连线的中点处。

【主治】主治肛肠、督脉病症。常用于泄泻、便秘、便血、痔疮、脱肛；

癫狂，小儿惊风，腰脊、尾骶部强痛。

2．腰俞 Yāoshū（GV2）

【定位】在骶区，正对骶管裂孔，后正中线上。

【主治】主治局部病症、妇科病症。常用于腰背痛；痔疮；月经不调；下肢痿痹。全子宫切除术、剖宫产手术的针麻用穴。

3．腰阳关 Yāoyángguān（GV3）

【定位】在脊柱区，第4腰椎棘突下凹陷中，后正中线上。

【主治】主治局部病症，妇科、男科病症。常用于腰骶痛；月经不调、遗精、阳痿。

4．命门 Mìngmén（GV4）

【定位】在脊柱区，第2腰椎棘突下凹陷中，后正中线上。

命门

【主治】主治局部、妇科、男科病症。常用于腰背痛、少腹痛、腰痛、下肢痿痹；赤白带下；阳痿、遗精、小便频数。全子宫切除术、剖腹产手术的针麻用穴。

5．悬枢 Xuánshū（GV5）

【定位】在脊柱区，第1腰椎棘突下凹陷中，后正中线上。

【主治】主治腰部、腹部病症。常用于腰背痛、腹痛、泄泻。

6．脊中 Jǐzhōng（GV6）

【定位】在脊柱区，第11胸椎棘突下凹陷中，后正中线上。

【主治】主治脾、腰背部病症。常用于腰背痛、痫病；黄疸、泄泻。全子宫切除术、剖宫产手术的针麻用穴。

7．中枢 Zhōngshū（GV7）

【定位】在脊柱区，第10胸椎棘突下凹陷中，后正中线上。

【主治】主治局部病症。常用于腰背痛。

8．筋缩 Jīnsuō（GV8）

【定位】在脊柱区，第9胸椎棘突下凹陷中，后正中线上。

【主治】主治脑病。常用于小儿惊风、抽搐、目上视、脊强，癫、狂等督脉病症。全子宫切除术的针麻用穴。

9．至阳 Zhìyáng（GV9）

【定位】在脊柱区，第7胸椎棘突下凹陷中，后正中线上。

【主治】主治脾部病症。常用于黄疸、身重；腰背痛。全子宫切除术的针麻用穴。

10．灵台 Língtái（GV10）

【定位】在脊柱区，第6胸椎棘突下凹陷中，后正中线上。

【主治】主治肺部、局部病症。常用于咳嗽、气喘；脊痛、颈项强痛。

11．神道 Shéndào（GV11）

【定位】在脊柱区，第5胸椎棘突下凹陷中，后正中线上。

【主治】主治心神、局部病症。常用于疟疾、寒热、头痛；悲愁，惊悸，健忘；脊强、脊痛；小儿惊风。

12．身柱 Shēnzhù（GV12）

【定位】在脊柱区，第3胸椎棘突下凹陷中，后正中线上。

【主治】主治心神、肺部病症。常用于发热、癫狂、惊风、抽搐、腰背痛；咳嗽、气喘。

13．陶道 Táodào（GV13）

【定位】在脊柱区，第1胸椎棘突下凹陷中，后正中线上。

【主治】主治热病。常用于疟疾、寒热、骨蒸、脊强。

14．大椎 Dàzhuī（GV14）

【定位】在脊柱区，第7颈椎棘突下凹陷中，后正中线上。

【主治】治疗各种发热的要穴。主治热病、局部病症。常用于热病、疟疾、寒热；咳嗽、气喘、骨蒸；颈项强痛、脊痛。颅脑外科手术的针麻用穴。

15．哑门 Yǎmén（GV15）

【定位】在颈后区，第2颈椎棘突上际凹陷中，后正中线上。

【主治】主治咽喉部病症。常用于失音、舌缓或舌强不能言；头痛、颈项强痛、鼻衄。颅脑外科手术（后颅窝）的针麻用穴。

16．风府 Fēngfǔ（GV16）

【定位】在颈后区，枕外隆凸直下，两侧斜方肌之间凹陷中。

【主治】主治脑病。常用于中风、失音、半身不遂；癫狂、头痛、颈项强痛；咽喉肿痛、眩晕、鼻衄。

17．脑户 Nǎohù（GV17）

【定位】在头部，枕外隆凸的上缘凹陷中。

【主治】主治脑病。常用于癫狂、痫病、失音、眩晕、颈项强痛。颅脑外科手术（后颅窝）的针麻用穴。

18．强间 Qiángjiān（GV18）

【定位】在头部，后发际正中直上4寸。

【主治】主治脑病。常用于癫狂、癫痫、抽搐、颈项强痛。

19．后顶 Hòudǐng（GV19）

【定位】在头部，后发际正中直上5.5寸。

【主治】主治脑病、头颈部病症。常用于头顶痛，眩晕；癫狂、痫病、颈项强痛。颅脑外科手术（后颅窝）的针麻用穴。

20．百会 Bǎihuì（GV20）

【定位】在头部，前发际正中直上5寸。

【主治】主治头目、心神病症。头顶痛、目痛、眩晕；中风、癫狂、惊风、痴呆、昏厥；脱肛、子宫脱垂。

21．前顶 Qiándǐng（GV21）

【定位】在头部，前发际正中直上3.5寸。

【主治】主治头面部病症。常用于头痛、眩晕；小儿惊风；鼻渊、面赤肿。

22．囟会 Xìnhuì（GV22）

【定位】在头部，前发际正中直上 2 寸。

【主治】主治头面部病症。常用于头痛、眩晕；小儿惊风；鼻塞、鼻衄。颅脑外科手术（颞顶枕）的针麻用穴。

23．上星 Shàngxīng（GV23）

【定位】在头部，前发际正中直上 1 寸。

【主治】主治头面部病症。常用于鼻渊、鼻衄；头痛、眩晕、目痛、癫狂；疟疾、热病。颅脑外科手术针麻用穴。

24．神庭 Shéntíng（GV24）

【定位】在头部，前发际正中直上 0.5 寸。

【主治】主治神志病、头鼻部病症。常用于癫狂、痫病等；头痛、眩晕、呕吐；鼻渊、鼻衄。

25．素髎 Sùliáo（GV25）

【定位】在面部，鼻尖的正中央。

【主治】主治鼻部病症。常用于鼻塞、鼻衄、鼻渊、鼻息肉、酒皶鼻等。

26．水沟 Shuǐgōu（GV26）

【定位】在面部，人中沟的上 1/3 与中 1/3 交点处。

【主治】急救要穴，主治急症。常用于昏迷；水肿，消渴；口角㖞斜、流涎、鼻塞、鼻衄等；癫病、惊痫、口噤、腰脊强痛。输卵管结扎术、剖腹产手术、胃大部切除术的针麻用穴。

27．兑端 Duìduān（GV27）

【定位】在面部，上唇结节的中点。

【主治】主治神志病、口齿部病症。常用于痫病、呕沫、口噤；齿痛；口臭。

28．龈交 Yínjiāo（GV28）

【定位】在上唇内，上唇系带与上牙龈的交点。

【主治】主治神志病、口齿鼻部病症。常用于癫狂；牙龈出血、鼻塞、鼻息肉、鼻疮、面疮。

（十四）任脉经穴穴位（图 3-24）

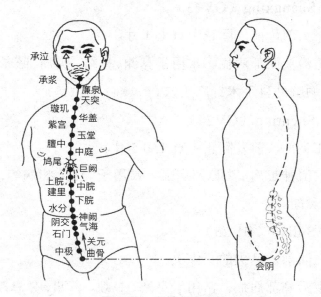

图 3-24　任脉经穴穴位

1．会阴 Huìyīn（CV1）

【定位】在会阴区，男性在阴囊根部与肛门连线的中点，女性在大阴唇后联合与肛门连线的中点。

【主治】主治前后阴部病症。常用于大小便不利、阴痛、阴痒、阴肿、痔疮、遗精等；月经不调。

2．曲骨 Qūgǔ（CV2）

【定位】在下腹部，耻骨联合上缘，前正中线上。

【主治】主治前阴部病症、妇科病症。常用于小便不利、遗尿、阴疝、遗精、阳痿等；月经不调、带下等妇科病。

3．中极 Zhōngjí（CV3）

【定位】在下腹部，脐中下 4 寸，前正中线上。

【主治】妇科病要穴。主治妇科、前阴部病症。常用于月经不调、崩漏、子宫脱垂、阴痒、不孕、产后恶露不尽、带下等；遗尿、小便不利、阴疝、遗精、阳痿等。

4．关元 Guānyuán（CV4）

【定位】在下腹部，脐中下 3 寸，前正中线上。

【主治】主治前阴部病症、妇科病症。常用于疝气、少腹痛；小便闭、小便数、遗精、阳痿等男科病；月经不调、痛经、经闭、崩漏、带下、子宫脱垂、恶露不尽等妇科病；泄泻、虚劳诸疾。

5．石门 Shímén（CV5）

【定位】在下腹部，脐中下 2 寸，前正中线上。

【主治】主治前阴部、妇科病症。常用于疝气；小便不利、遗精、阳痿等；妇人胞中积聚、不孕、月经不调、产后恶露不尽等；水肿、泄泻、腹痛。

6．气海 Qìhǎi（CV6）

【定位】在下腹部，脐中下 1.5 寸，前正中线上。

【主治】保健要穴。主治虚劳、前阴部、妇科病症。常用于虚脱，泄泻，虚劳羸瘦；疝气、腹中绞痛；小便不利、遗尿、遗精、阳痿等前阴病症；月经不调、带下、子宫脱垂、产后恶露不尽等妇科病症。

7．阴交 Yīnjiāo（CV7）

【定位】在下腹部，脐中下 1 寸，前正中线上。

【主治】主治妇科、水液病症。常用于疝气、腹痛；月经不调、带下、不孕、产后诸症等妇科病；水肿、小便不利。

8．神阙 Shénquè（CV8）

【定位】在脐区，脐中央。

【主治】主治腹部、水液病症。常用于脐腹痛、腹胀、肠鸣、泄泻；水肿、小便不利；中风脱证。

9．水分 Shuǐfēn（CV9）

【定位】在上腹部，脐中上1寸，前正中线上。

【主治】主治腹部、水液病症。常用于腹痛、胀满坚硬，不能食；水肿、小便不通。

10．下脘 Xiàwǎn（CV10）

【定位】在上腹部，脐中上2寸，前正中线上。

【主治】主治腹部病症。常用于呕吐、食入即出；腹满、腹硬、腹部肿块、食欲缺乏、消瘦。

11．建里 Jiànlǐ（CV11）

【定位】在上腹部，脐中上3寸，前正中线上。

【主治】主治腹部病症。常用于胃脘痛、呕吐、食欲缺乏；腹胀、腹痛、肠鸣、腹肿。

12．中脘 Zhōngwǎn（CV12）

【定位】在上腹部，脐中上4寸，前正中线上。

【主治】主治腹部病症。常用于胃脘痛、腹痛、腹胀、腹中积聚、泄泻、便秘、纳呆、呕吐；黄疸。

13．上脘 Shàngwǎn（CV13）

【定位】在上腹部，脐中上5寸，前正中线上。

【主治】主治胃、腹部病症。常用于胃脘痛、呕吐、呕血、呃逆、纳呆、腹胀、腹中积聚；痫病。

14．巨阙 Jùquè（CV14）

【定位】在上腹部，脐中上6寸，前正中线上。

【主治】主治心胸部、腹部病症。常用于心胸痛、气喘、心烦、心悸；腹痛、呕吐、吞酸；癫狂、痫病、昏厥。

巨阙

15．鸠尾 Jiūwěi（CV15）

【定位】在上腹部，剑胸结合下 1 寸，前正中线上。

【主治】主治心胸部、腹部病症。常用于心胸痛、气喘、心烦、心悸；腹痛、呕吐、吞酸；癫狂、痫病、昏厥。

16．中庭 Zhōngtíng（CV16）

【定位】在胸部，胸剑结合中点处，前正中线上。

【主治】主治胸膈部病症。常用于胸胁胀满、噎膈、呕吐。

17．膻中 Dànzhōng（CV17）

【定位】在胸部，横平第 4 肋间隙，前正中线上。

【主治】主治心、胸部病症。常用于胸闷、心痛、咳嗽、气喘；噎膈、呃逆；产后缺乳。

18．玉堂 Yùtáng（CV18）

【定位】在胸部，横平第 3 肋间隙，前正中线上。

【主治】主治胸、肺部病症。常用于咳嗽、气喘、胸闷、胸痛、乳房胀痛；呕吐。

19．紫宫 Zǐgōng（CV19）

【定位】在胸部，横平第 2 肋间隙，前正中线上。

【主治】主治胸、肺部病症。常用于胸痛、咳嗽、气喘等。

20．华盖 Huágài（CV20）

【定位】在胸部，横平第 1 肋间隙，前正中线上。

【主治】主治胸、肺部病症。常用于胸胁痛，咳嗽，气喘等。

21．璇玑 Xuánjī（CV21）

【定位】在胸部，胸骨上窝下 1 寸，前正中线上。

【主治】主治胸、肺部病症。常用于咳嗽、气喘、胸痛；咽喉肿痛。

22．天突 Tiāntū（CV22）

【定位】在颈前区，胸骨上窝中央，前正中线上。

【主治】主治胸、肺部、咽喉部病症。常用于咳嗽、气喘、胸痛、咳唾脓血等；咽喉肿痛、失音、瘿气、噎膈。

23．廉泉 Liánquán（CV23）

【定位】在颈前区，喉结上方，舌骨上缘凹陷中，前正中线上。

【主治】主治舌咽部病症。常用于中风失语、吞咽困难、舌缓、流涎、舌下肿痛、咽喉肿痛等。

24．承浆 Chéngjiāng（CV24）

【定位】在面部，颏唇沟的正中凹陷处。

【主治】主治口部病症。常用于口僻、流涎、口噤、齿龈肿痛；失音、癫狂、痫病、头顶强痛。输卵管结扎术、剖宫产手术、胃大部切除术的针麻用穴。新增：消渴多饮。

（十五）经外奇穴穴位

1．颈头部穴

四神聪 Sìshéncōng（EX-HN1）

【定位】在头部，百会（GV20）前后左右各旁开 1 寸，共 4 穴。

当阳 Dāngyáng（EX-HN2）

【定位】在头部，瞳孔直上，前发际上 1 寸。

印堂 Yìntáng（GV29）

【定位】在头部，两眉毛内侧端中间的凹陷中。

鱼腰 Yúyāo（EX-HN4）

【定位】在头部，瞳孔直上，眉毛中。

太阳 Tàiyáng（EX-HN5）

【定位】在头部，眉梢与目外眦之间，向后约一横指的凹陷中。

耳尖 Ěrjiān（EX-HN6）

【定位】在耳区，在外耳轮的最高点。

球后 Qiúhòu（EX-HN7）

【定位】在面部，眶下缘外 1/4 与内 3/4 交界处。

上迎香 Shàngyíngxiāng（EX-HN8）

【定位】在面部，鼻翼软骨与鼻甲的交界处，近鼻翼沟上端处。

内迎香 Nèiyíngxiāng（EX-HN9）

【定位】在鼻孔内，鼻翼软骨与鼻甲交界的黏膜处。

聚泉 Jùquán（EX-HN10）

【定位】在口腔内，舌背正中缝的中点处。

海泉 Hǎiquán（EX-HN11）

【定位】在口腔内，舌下系带中点处。

金津 Jīnjīn（EX-HN12）

【定位】在口腔内，舌下系带左侧的静脉上。

玉液 Yùyè（EX-HN13）

【定位】在口腔内，舌下系带右侧的静脉上。

翳明 Yìmíng（EX-HN14）

【定位】在颈部，翳风（TE17）后 1 寸。

颈百劳 Jìngbǎiláo（EX-HN15）

【定位】在颈部，第 7 颈椎棘突直上 2 寸，后正中线旁开 1 寸。

2．胸腹部穴

子宫 Zǐgōng（EX-CA1）

【定位】在下腹部，脐中下 4 寸，前正中线旁开 3 寸。

3．背部穴

定喘 Dìngchuǎn（EX-B1）

【定位】在脊柱区，横平第7颈椎棘突下，后正中线旁开0.5寸。

夹脊 Jiájǐ（EX-B2）

【定位】在脊柱区，第1胸椎至第5腰椎棘突下两侧，后正中线旁开0.5寸，一侧17穴。

胃脘下俞 Wèiwǎnxiàshū（EX-B3）

【定位】在脊柱区，横平第8胸椎棘突下，后正中线旁开1.5寸。

痞根 Pǐgēn（EX-B4）

【定位】在腰区，横平第1腰椎棘突下，后正中线旁开3.5寸。

下极俞 Xiàjíshū（EX-B5）

【定位】在腰区，第3腰椎棘突下。

腰宜 Yāoyí（EX-B6）

【定位】在腰区，横平第4腰椎棘突下，后正中线旁开3寸。

腰眼 Yāoyǎn（EX-B7）

【定位】在腰区，横平第4腰椎棘突下，后正中线旁开约3.5寸凹陷中。

十七椎 Shíqīzhuī（EX-B8）

【定位】在腰区，第5腰椎棘突下凹陷中。

腰奇 Yāoqí（EX-B9）

【定位】在骶区，尾骨端直上2寸，骶角之间凹陷中。

4．上肢穴

肘尖 Zhǒujiān（EX-UE1）

【定位】在肘后区，尺骨鹰嘴的尖端。

二白 èrbái（EX-UE2）

【定位】在前臂前区，腕掌侧远端横纹上4寸，桡侧腕屈肌腱的两侧，一肢2穴。

中泉 Zhōngquán（EX-UE3）

【定位】在前臂后区，腕背侧远端横纹上，指总伸肌腱桡侧的凹陷中。

中魁 Zhōngkuí（EX-UE4）

【定位】在手指，中指背面，近侧指间关节的中点处。

腰痛点 Yāotòngdiǎn（EX-UE7）

【定位】在手背，第 2、3 掌骨间及第 4、5 掌骨间，腕背侧远端横纹与掌指关节的中点处，一手 2 穴。

腰痛点

外劳宫 Wàiláogōng（EX-UE8）

【定位】在手背，第 2、3 掌骨间，掌指关节后 0.5 寸（指寸）凹陷中。

八邪 Bāxié（EX-UE9）

【定位】在手背，第 1～5 指间，指蹼缘后方赤白肉际处，左右共 8 穴。

四缝 Sìfèng（EX-UE10）

【定位】在手指，第 2～5 指掌面的近侧指间关节横纹的中央，一手 4 穴。

十宣 Shíxuān（EX-UE11）

【定位】在手指，十指尖端，距指甲游离缘 0.1 寸（指寸），左右共 10 穴。

5．下肢穴

髋骨 Kuāngǔ（EX-LE1）

【定位】在股前区，梁丘（ST34）两旁各 1.5 寸，一肢 2 穴。

鹤顶 Hèdǐng（EX-LE2）

【定位】在膝前区，髌底中点的上方凹陷中。

百虫窝 Bǎichóngwō（EX-LE3）

【定位】在股前区，髌底内侧端上 3 寸。

内膝眼 Nèixīyǎn（EX-LE4）

【定位】在膝部，髌韧带内侧凹陷处的中央。

胆囊 Dǎnnáng（EX-LE6）

【定位】在小腿外侧，腓骨小头直下 2 寸。

阑尾 Lánwěi（EX-LE7）

【定位】在小腿外侧，髌韧带外侧凹陷下 5 寸，胫骨前嵴外一横指（中指）。

内踝尖 Nèihuáijiān（EX-LE8）

【定位】在踝区，内踝的最凸起处。

外踝尖 Wàihuáijiān（EX-LE9）

【定位】在踝区，外踝的最凸起处。

八风 Bāfēng（EX-LE10）

【定位】在足背，第 1～5 趾间，趾蹼缘后方赤白肉际处，左右共 8 穴。

独阴 Dúyīn（EX-LE11）

【定位】在足底，第 2 趾的跖侧远端趾间关节的中点。

气端 Qìduān（EX-LE12）

【定位】在足趾，十趾端的中央，距趾甲游离缘 0.1 寸（指寸），左右共 10 穴。

第 4 章 内科常见病症针罐治疗

一、感冒

感冒是指感受风邪，出现鼻塞、流涕、喷嚏、咳嗽、头痛、恶寒发热、全身不适等症状的一种常见外感病。

感冒分为普通感冒和流行性感冒。普通感冒是由鼻病毒、冠状病毒等多种病原体引起的急性上呼吸道感染，临床上主要有以下症状：鼻塞、流涕、喷嚏、头痛、发热等。普通感冒大部分由病毒（多达一百多种，以鼻病毒、冠状病毒最常见）感染引起，部分为细菌感染所致，病毒感染者治疗不及时常会引起合并细菌感染。当人体受凉、淋雨、过度疲劳等诱发因素，使全身或呼吸道局部防御功能降低时，原已存在于呼吸道的或从外界侵入的病毒（或细菌）则可迅速繁殖，引起本病。本病虽多发于初冬，但任何季节均可发生。普通感冒呈散发性，一般不引起流行，起病较急，早期症状有咽部干痒或灼热感、喷嚏、鼻塞、流涕，开始为清水样鼻涕，2～3 天后变稠，可伴有咽痛，一般无发热及全身症状，或仅有低热、头痛。一般经 5～7 天痊愈。

流行性感冒简称"流感"，主要是由流感病毒所致的急性上呼吸道传染病。流感病毒分为甲、乙、丙三种类型，其中甲型抗原极易发生变异，因此流感大流行均由甲型病毒引起。乙型和丙型呈局部小流行或散发。流行性感冒常有明显的流行季节，以冬、春季节较多，主要是通过与患者接触时经空气飞沫传染。流行性感冒多起病急，全身症状较重，高热、

141

全身酸痛、眼结膜炎症状明显，但鼻咽部症状较轻。流感对人体的潜在危害要远远大于普通感冒。流感可引发身体多系统病变，包括中耳炎（耳道感染）、鼻窦炎、支气管感染、心肺疾病的恶化、充血性心力衰竭和哮喘等。

【辨证】中医学将感冒分为如下类型：①风寒感冒：恶寒、发热、无汗，咳嗽咽痒，痰多清稀，鼻塞声重，打喷嚏，流清涕，四肢酸楚，头痛、身痛，舌苔薄白，脉浮紧。②风热感冒：微恶风寒，汗出，头痛，全身不适，鼻塞涕浊，咳嗽痰稠，咽喉红肿、疼痛，目赤，口干而渴，舌苔薄黄，脉浮数。③暑湿感冒：头重如裹，肢体困重，身热不扬，汗出不解，微恶风寒，鼻塞流涕，口渴而黏，胸脘满闷，呕恶，小便短黄，舌苔黄腻，脉多濡数或浮数。

1. 针刺治疗

【治则】祛风解表。以手太阴经、手阳明经穴及督脉穴为主，主穴用毫针泻法。风寒感冒，大椎行灸法；风热感冒，大椎行刺络拔罐。配穴中足三里用补法或平补平泻法，少商、委中用点刺出血法，余穴用泻法。

【主穴】列缺、合谷、大椎、太阳、风池。

【配穴】风寒感冒者，加风门、肺俞；风热感冒者，加曲池、尺泽、鱼际；发热配曲池；头痛加太阳；鼻塞者，加迎香；咳嗽配孔最、天突；体虚感冒者，加足三里；咽喉痛者，加少商；全身酸楚者，加身柱；夹湿者，加阴陵泉；夹暑者，加委中。

【加减】头痛加印堂、太阳；背痛酸楚可加肺俞拔火罐，或用推罐法，平大椎向下推至腰部，再向上推，最后可停留在肺俞部10～20分钟取下；咽喉肿痛加少商，用三棱针点刺出血。小儿高热惊厥可加人中、十宣，毫针浅刺疾出，不按孔穴，并可挤出血珠；暑湿证热重加大椎，湿重加阴陵泉；腹胀便溏加天枢。感冒证属阳虚、气虚加灸足三里、膏肓；阴虚、血虚加肺俞、血海、复溜，针用补法。

【方义】感冒为外邪侵犯肺卫所致，太阴经、阳明经互为表里，故取手太阴经列缺、手阳明经合谷以祛邪解表。督脉主一身之阳气，温灸大椎可通阳散寒，刺络出血可清泻热邪。风池为足少阳经与阳维脉的交会穴，"阳维为病苦寒热"，故风池既可疏散风邪，又可与太阳穴相配以清利头目。

2．拔罐治疗

方法 1：取穴大椎、风门、肺俞，用定罐。如头痛重可加太阳、印堂；咽痛重加天突、少商。

方法 2：取穴大椎、风门、肺俞、风池，可用血罐。

方法 3：取穴大椎、肺俞、风池、曲池、合谷，可用针罐。

方法 4：背部足太阳膀胱经行走罐，大椎穴留罐 20 分钟，每日 1 次。

方法 5：取穴为大椎、风门、肺俞、风池。患者取俯伏坐位或俯卧位，将所选穴位进行常规消毒，用三棱针点刺每穴 3～5 下，风池挤血 3～5 滴，余穴拔罐，在负压的作用下，拔出少许血液，一般每穴出血 8～10 滴为宜。起罐后擦净皮肤上的血迹，每日 1 次。

方法 6：在患背上涂少许香油，用闪火罐拔于大椎穴，后将罐由大椎穴沿督脉向下拉至腰部后起罐；再分别在督脉两侧各旁开 1.5 寸、3 寸的膀胱经上，由肩部向下拉至腰部后起罐，做 3～5 次。在大椎、肺俞穴各点刺 2～3 下，用大号罐拔 20 分钟。隔日 1 次。

小贴士

人中穴涂清凉油能治疗感冒：清凉油是一种常用的保健用品。可别看它小，在防治感冒上，却有着独特的功效。具体方法是：将双手洗干净，用手指取少许清凉油，涂抹于双侧鼻孔下水沟穴及鼻

孔内侧的黏膜上，每天 3～4 次即可。每次用药后，鼻孔周围的皮肤都有清凉的感觉，鼻子可嗅到清香之气，人也会感觉轻松舒爽，精神倍增，正进邪退，感冒之邪就此却步。此法防感冒效果和缓，无毒性，也不会刺激胃肠道，所以特别适合老年人和儿童使用。

二、慢性支气管炎

慢性支气管炎是以咳嗽、咳痰，或伴有喘息及反复发作的慢性过程为主要症状，少数人由急性支气管炎未治愈而转为慢性支气管炎，大多数是隐潜发病。主要病因有细菌感染、刺激性烟雾、粉尘、大气污染、寒冷刺激、花粉等过敏，尤其是长期吸烟者，该病发生率较不吸烟者高 2～8 倍，吸烟时间越长、量越大、患病率越高。本病多发生在中老年，男性多于女性，病情发展缓慢，严重时可并发阻塞性肺气肿甚至慢性原发性心脏病，是一种危害身体健康的常见病。

本病属中医学"咳嗽"范围，认为因外感风寒、风热、疫毒等，致肺失宣降引起分为如下两种。①外感咳嗽：一般病程较短，起病较急，常兼有表证。风寒袭肺多见咳嗽声重，咽喉发痒，痰稀色白或痰中有泡沫，并伴有头痛，发热，鼻塞流涕，骨节酸痛，舌苔薄白，脉象浮数或浮紧；风热犯肺以咳嗽频剧，痰稠而黄为辨证要点，可伴有口渴，鼻燥咽痛，头痛身热，恶风汗出，舌苔薄黄，脉象浮数。②内伤咳嗽：一般起病缓慢，病程较长，可兼有脏腑功能失调的症状。痰湿犯肺以咳嗽声重，痰多易咳出，痰白或灰暗为辨证要点，常伴有纳呆脘痞，神疲乏力，面色不华，大便溏薄，舌苔白腻，脉濡或滑；肝火犯肺以气逆咳嗽，咳引胁痛，痰少而黏为辨证要点，每因情志变化而加重，伴有面红目赤，咽干口苦，舌尖红赤，舌苔薄黄少津，脉象弦数；肺阴亏虚者以干咳无痰或痰少而黏，午后更甚为辨证要点，常伴有痰中带有血丝，潮热盗汗，形体消瘦，神疲乏力，舌红少津，脉细数等症状。

1．针刺治疗

（1）外感

【治则】宣肺解表，化痰止咳。以手太阴、手阳明经穴为主。用泻法，风热可疾刺，风寒留针或针灸并用，或针后在背部腧穴拔火罐。

【主穴】列缺、合谷、肺俞、外关。

【配穴】风寒者，加风门；风热者，加大椎；咽喉痛者，加少商放血。

【方义】手太阴经与手阳明经相表里，取手太阴经穴列缺配肺俞宣通肺气、化痰止咳；合谷是手阳明经原穴、配外关疏风散热、宣肺止咳。

（2）内伤

【治则】清肺理气，化痰止咳。以手足太阴经穴为主。主穴用平补平泻，或加用灸法。配穴按虚补实泻法操作。

【主穴】太渊、三阴交、肺俞。

【配穴】痰湿壅肺者，加丰隆、阴陵泉；肝火犯肺者，加行间；肺阴亏虚者，加膏肓；咳血者，加孔最。

【方义】内伤咳嗽，肺阴损耗，肺失清肃，取肺俞调理肺气；太渊为肺经原穴，本脏真气所注，取之清肃肺气；三阴交疏肝健脾，化痰止咳。

2．拔罐治疗

方法 1：定罐法，取穴肺俞、定喘、尺泽、丰隆、天突。

方法 2：血罐法，取穴太阳、丰隆、鱼际、尺泽、天突、膻中。

方法 3：针罐法，取穴肺俞、脾俞、肾俞、定喘。

方法 4：走罐法，取穴膀胱经的大杼到膈俞，督脉的大椎至至阳，肺经的孔最至尺泽，胃经的足三里至丰隆，任脉的天突至膻中，每日 1 次。

小贴士

（1）气管炎禁忌食用蚌肉：蚌肉性大凉，味甘咸，慢性支气管炎咳痰色白多沫，多为寒痰伏肺，寒性食物均当忌之。正如《本草衍义》所言："多食发风，动冷气。"

（2）气管炎患者禁忌食用蚬肉：蚬肉为性寒之物。《本草拾遗》中指出："多食发嗽及冷气。"老年慢性支气管炎属寒饮咳喘者忌之。

（3）气管炎患者禁忌食用螃蟹：螃蟹性大凉，热病可食，寒证当忌。清代食医王孟英曾告诫：中气虚寒，时感未清，痰嗽便泻者，均忌。老年咳喘之人，多属寒痰为患，故当忌食。

（4）气管炎患者禁忌食用蛤蜊：蛤蜊性寒，味咸，大凉之物。《医林纂要》中说它功同蚌蚬。不仅脾胃虚寒之人不宜多服，寒痰咳喘的慢性支气管炎患者也当忌之。

（5）气管炎禁忌食用螺蛳：螺蛳性寒，味甘，有清热作用。《本草汇言》中说："此物体性大寒，善解一切热瘴，因风因燥因火者，服用见效甚速。"但慢性支气管炎咳嗽痰多色白者，均为寒痰为患，食之益增其寒，故当忌之。

三、支气管哮喘

哮喘是一种常见的呼吸道疾病，被世界医学界公认为四大顽症之一，被列为十大死亡原因之最。在我国有 2500 多万人患有此病。它是严重危害人们身心健康的一种疾病，而且难以得到根治。在临床分类上中医将支气管哮喘分为热性哮喘与寒性哮喘。热哮者也是呼吸急促，喉中有哮鸣音，但咳痰浊黄胶黏而稠，排吐不利，胸膈烦闷不安，面赤自汗，口渴喜饮，舌质红，苔黄腻，或兼有头痛，发热，有汗等症。寒哮者呼吸急促，喉中有痰鸣音，咳痰清稀而少，色白呈黏沫状，胸膈满闷如窒，面色晦滞带青，口不渴，或渴喜热饮，舌苔白滑，或兼有头痛恶寒，发热无汗等症。本病属中医学"哮证""喘证""痰饮"范畴。认为其由痰内伏于肺，复外感风寒、饮食不当，情志不畅等诱因而致痰气交阻，气道不利，肺气升降不利。当发作时，痰随气动，气因痰阻，相互搏击，阻遏气道，肺气上逆而致哮喘发作。

1. 针刺治疗

（1）实证

风寒袭肺

【治则】疏风散寒，宣肺平喘。取手太阴、足太阳经穴。针用泻法，背部穴位可加灸或拔火罐。

【主穴】列缺、尺泽、肺俞、风门。

【方义】列缺、尺泽宣肃手太阴经气，有宣肺解表、化痰平喘之效；肺俞、风门属足太阳经而位近肺脏，能宣发足太阳经气，有祛风散寒、宣肺平喘的作用。

风热痰遏

【治则】宣肺清热，化痰平喘。取手太阴、阳明经穴为主。用泻法。

【主穴】合谷、大椎、膻中、中府、孔最。

【配穴】风热加曲池；痰热加丰隆；喘甚加天突。

【方义】合谷、大椎疏表、散热、清肺；中府、孔最宣肺解表、化痰平喘；丰隆调理脾胃、运湿化痰；膻中宽胸降气而平喘。

（2）虚证

【治则】调补脾肾，益肺平喘。取手太阴、足少阴、任脉及背俞穴为主。用补法，酌用灸法。

【主穴】定喘、肺俞、膏肓、气海、肾俞、足三里、太渊、太溪。

【配穴】肺气虚者，加气海；肾气虚者，加阴谷、关元。

【方义】肺原太渊，肾原太溪，补二穴以达补肺益肾；灸肺俞、膏肓补益肺气；肾俞、气海补益肾气，肺肾气充，则上能主而下能纳，气机得以升降，使哮喘得平；取足三里调理脾胃，以资生化之源，使水谷精微上归于肺，肺气充则自能卫外，不受外邪。

2．拔罐治疗

方法 1：取穴风门、肺俞、大椎、膻中、定喘、尺泽，用定罐。

方法 2：取穴肺俞、膻中、尺泽，用血罐。

方法 3：背部督脉，足太阳膀胱经可用走罐。每日 1 次。

方法 4：取膻中、大椎、定喘、肺俞（双）、膈俞（双）、心俞（双）、脾俞（双）、肾俞（双）。上穴随机分为两组，交替使用。儿童与体质虚弱及虚证患者用皮肤针叩刺，较轻的刺激量，用闪火法迅速在刺激部位拔火罐，微出血即可；青壮年或体质较好及实证患者，用三棱针在穴位上用力点刺 3～5 下，然后迅速用闪火法拔火罐，出血 3～5 毫升，或 5～10 分钟血凝为度。5 次为 1 个疗程，疗程间隔 7 日。

方法 5：患者仰卧，用梅花针叩刺胸部，沿前正中线从天突叩至鸠尾穴，然后在前正中线至两侧腋前线之间的肋间隙进行均匀叩刺，从中间到两边，从上到下。在叩刺部位拔火罐，天突叩至鸠尾穴上拔 3 个，两旁锁骨中线各拔 4 个，两旁腋前线各拔 4 个，10～20 分钟。隔日 1 次，10 次为 1 个疗程，疗程间隔 3 日。

方法 6：肺俞、心俞、肾俞、膈俞、定喘、脾俞、中府、云门、膻中，叩刺至潮红，每日 1 次；刺毕用闪火法拔火罐 5 分钟，隔日 1 次。7 日为 1 个疗程。

小贴士

　　哮喘病有许多禁忌，其中之一是忌多盐。高盐饮食会增加气管的过敏反应，加重哮喘症状。因为支气管的高反应性，能通过低盐饮食得到缓解。而高敏感的支气管平滑肌"对钠是可渗透的"，而钠对支气管收缩的作用及它对血管收缩和血压的作用，则可能基本类似。另外，中医认为盐性寒，味咸。《别录》中说："多食伤肺喜咳。"《本草衍义》认为："病嗽者，宜全禁之。"明·李时珍也告诫："喘嗽者，盐为大忌。"因其咸寒，所以，寒哮之人以及民间所谓的"咸哮"患者，尤当忌之。由此可见哮喘患者，除了要听从医嘱下决心戒烟外，日常饮食宜以清淡为主，尤其是合并肺原性心脏病患者，更应控制食盐的摄入量。

四、原发性高血压（高血压病）

　　原发性高血压又称高血压病，是一种以动脉血压增高为主的临床综合征。按照世界卫生组织建议使用的血压标准是：凡正常成年人收缩压应小于或等于 140mmHg（18.6kPa），舒张压小于或等于 90mmHg（12.0kPa）。如果成年人收缩压大于或等于 160mmHg（21.3kPa），舒张压大于或等于 95mmHg（12.7kPa）为高血压；血压值在上述两者之间，亦即收缩压在 141～159mmHg（18.9～21.2kPa），舒张压在 91～94mmHg（12.1～12.5kPa），为临界高血压。诊断高血压时，必须多次测量血压，至少有连续两次舒张期血压的平均值在 90mmHg（12.0kPa）或以上才能确诊为高血压。仅一次血压升高者尚不能确诊，但须随访观察。高血压可分为原发性高血压和继发性高血压两类。原发性高血压是指病因尚未十分明确的高血压，又称高血压病。由其他已知疾病所致的血压升高，则称为继发性或症状性高血压。

本病属中医学"眩晕""头痛"范畴。认为由阴精不足，阴不制阳，肝阳上亢，蒙蔽清窍所致。按摩点穴疗法治疗高血压可取得较好的疗效，尤其对于Ⅰ、Ⅱ期高血压。继发性高血压者要积极治疗原发病。一般有以下两种证型。①阴虚阳亢：本证包括肝肾阴虚和肝阳上亢，因常同时存在，故归为一证。肝肾阴虚表现为五心烦热，眩晕耳鸣，或肢麻，腰膝酸软，失眠多梦，舌红绛，少苔，脉细数。肝阳上亢表现为眩晕、头痛，面赤或面部烘热，烦躁易怒，口干，口苦，脉弦。偏于阳亢者多见于本病Ⅰ、Ⅱ级，偏于阴虚者多见于Ⅱ、Ⅲ级。③阴阳两虚本证多由气、阴两虚发展而来。症见头晕眼花，耳鸣，健忘，腰膝酸软，神疲乏力，足冷，夜尿频，舌淡，脉沉细无力。此型多见于本病Ⅲ级。

1．针刺治疗

（1）虚证

【治则】补气血，益精气。取肾俞，督脉及足少阳、阳明经穴。用补法，可灸。

【主穴】百会、风池、膈俞、肾俞、足三里。

【配穴】气血两虚者，加气海、脾俞、胃俞；肾精亏虚者，加太溪、悬钟、三阴交。

【方义】灸百会升清阳，降浊气，以醒头目；针风池以疏泄浮阳而息内风；膈俞、肾俞补气血，益精气；足三里补中益气，化血生精，使元气精血充盛，则髓海得以充养。

（2）实证

【治则】平肝潜阳，健脾化痰。取任脉、督脉和足三阴经穴。针宜泻法。

【主穴】中脘、阴陵泉、行间、水泉、印堂。

【配穴】肝阳上亢者，加侠溪、太溪、阳辅、三阴交；痰湿中阻者，加头维、丰隆、中脘、阴陵泉；伴有侧头痛加太阳；耳鸣者，加翳风、听宫、听会。

【方义】取行间平肝降逆；水泉滋阴潜阳；印堂是经外奇穴，能清头目而止眩晕；取胃募中脘健脾化痰，和胃止呕；阴陵泉健脾化湿，除湿痰自化，清阳得升，浊阴得降。

2．拔罐治疗

方法 1：取穴大椎、肝俞、心俞、脾俞、身柱、肾俞、灵台，用闪罐后再用血罐。

方法 2：走罐于背部足太阳膀胱经及督脉，自上而下。

方法 3：针罐于曲池、足三里、三阴交等穴位，留罐 10 ～ 15 分钟，隔日 1 次。

方法 4：取穴双膈俞穴、压痛点。三棱针快速刺入，出针后加拔火罐。每穴放出少许血液。可加刺太阳穴、合谷、太冲。

方法 5：取印堂、头维、百会、太阳等。坐位或卧位，常规消毒，用弹簧刺血针或三棱针快速点刺穴位深 0.1 ～ 0.3 厘米，再轻揉挤压针刺周围皮肤，令每穴出血 3 ～ 5 滴，肌肉丰满处可点刺后拔罐。每日 1 次，5 次为 1 个疗程，疗程间隔 2 日。

小贴士

临床验案：江某，男性，54 岁。头晕 5 年，每当劳累血压增高后头晕症状加重，伴有精神疲倦，全身乏力，失眠，面色无华。穴取脾俞、足三里、百会、印堂，采取刮痧拔罐法。百会、印堂两穴只刮痧不拔罐，以局部潮红无痧点为度，脾俞、足三里穴拔罐后留罐 10 分钟，每日 1 次，10 次为 1 个疗程。治疗 1 个疗程后，患者头晕大大减轻，其余症状有所改善，继续以前法治疗 3 个疗程，基本痊愈。

五、冠状动脉粥样硬化性心脏病

冠状动脉粥样硬化性心脏病简称冠心病。是一种由于冠状动脉固定性（动脉粥样硬化）或动力性（血管痉挛）狭窄或阻塞，发生冠状循环障碍，引起心肌氧供需失衡而导致心肌缺血缺氧或坏死的一种心脏病，亦称缺血性心脏病。冠心病主要表现为心绞痛、心律失常、心力衰竭，可能猝死。心电图、心肌酶测定、放射性核素检查和冠状动脉造影能进一步明确诊断。控制血压、血脂、体重和戒烟能有效防止冠心病的发生和发展。可以说冠心病目前已是"人类健康第一杀手"，已成为中老年人疾病第一致死原因。据统计，每 100 位 40 岁以上的中国人就有 4 ～ 7 个人是冠心病患者，且患病率随着年龄增长而增高，因而冠心病也是我国中老年人最常见的一种心血管疾病。就全世界而言，半个世纪以来，冠心病已成为威胁人类健康的严重疾病之一，是美国和某些工业化国家人口死亡的主要原因。冠心病临床上可表现为心绞痛、心肌梗死、无症状性心肌缺血、心力衰竭和心律失常、猝死 5 种类型。本法仅作为疾病发作时没有治疗条件下应急或平时预防，一旦发病应积极治疗。本病有如下证型。①心血瘀阻：胸部刺痛，固定不移，入夜更甚，舌质紫黯，脉沉涩。②气阴不足：心痛常在用脑过度、劳累或午后发生，可伴有心悸气短，倦怠少言，头晕目眩，舌偏红或有齿印，脉细弱无力。③肝气郁怒：心痛常于情绪激动之际发生。平素患者易于发怒，胸胁闷胀，嗳气时作，舌红苔薄黄，脉弦。④痰浊壅盛：多见于形肥喜食膏粱厚味之人，心痛兼见胸中痞闷泛恶，痰多气粗，苔浊腻，脉滑。⑤心阳不振：心痛常发生于受寒、阴冷天气之后，自觉心中凛凛、形寒肢冷，唇指发绀，面浮肢肿，舌胖脉沉。⑥阳气暴脱：心痛剧烈持久，大汗淋漓，肢厥肤冷，面色苍白，脉微细欲绝。

1．针刺治疗

【治则】活血化瘀。

【主穴】内关、心俞、膻中、通里、厥阴俞、巨阙、足三里。

【配穴】心血瘀阻配膈俞、阴郄；气阴不足配阴郄、太溪、三阴交；心阳不振配命门（灸）、巨阙；肝气郁怒配太冲、蠡沟；痰浊壅盛配中脘、丰隆；阳气暴脱配关元（灸）、气海（灸）。

2．拔罐治疗

方法1：定罐取膻中、心俞、厥阴俞、中脘、足三里、内关等穴位，留罐10分钟，每日1次。

方法2：分2组，一组为肩井、大杼、神道、心俞、脾俞；另一组为灵台、厥阴俞、肝俞、内关、中脘。每次选1组，每日或隔日1次。

方法3：选穴至阳、心俞、巨阙、膻中、膈俞。当心绞痛发作时取至阳，用三棱针速刺出血，后拔罐至至阳上，留罐5分钟。亦可取上穴用单纯拔罐法，留罐10分钟。

方法4：选穴太阳、曲泽、阳交、少海、膻中。先用三棱针点刺以上诸穴，每穴点刺3～5下，最好选择穴位附近的脉络瘀阻处进行点刺。然后选择大小适当的罐，拔罐10～15分钟，每穴拔出1～3毫升血液为度。每周治疗1次，7次为1个疗程。

方法5：分2组，一组为侠白、孔最、内关；另一组为风池、大杼、肩井、心俞、肝俞、侠白、尺泽、内关。先用毫针针刺，后拔罐5～10分钟，或用梅花针叩刺后拔罐，至皮肤潮红为度。一般用第一组，痛发作时用第二组，同时口服硝酸甘油片以缓解疼痛。每日或隔日1次。

方法6：选穴心俞、厥阴俞、曲泽、郄门、内关。用毫针刺入得气后留针，再拔罐5～10分钟。每日或隔日1次，10次为1个疗程。

方法7：选穴心俞、厥阴俞、灵台、至阳或巨阙、内关、郄门、少海。

任选一组。先用毫针针刺，采用捻转补法或平补平泻的手法，取得针感后，立即用闪火罐法将准备好的火罐拔于此，留罐 10 ～ 15 分钟，待皮肤出现红色瘀血为度。每周治疗 2 次，8 次为 1 个疗程。

> **小贴士**
>
> （1）冠心病忌食用高脂肪食物：生活中食用大量的脂肪对于冠心病的形成与发展是极为有害的，日常脂肪的摄入应限制在总热量的 30% 以下，且要以植物脂肪为主，并应忌用或少用全脂乳、奶油、蛋黄、肥猪肉、肥羊肉、肥牛肉、肝、内脏、黄油、猪油、牛油、羊油、椰子油。尤其是要禁忌食用高胆固醇食物。因为流行病学调查表明，年龄在 45 ～ 60 岁之间血胆固醇高比血胆固醇正常的人，心脑血管疾病发病率要高出 4.5 倍。因此，防治血胆固醇增高，对降低冠心病的发病率有着积极的意义。而胆固醇这种人体内的脂类物质，其中一部分来自食物，一部分是身体自制。而限制食用高脂肪食物是防治冠心病的一个重要方法。
>
> （2）冠心病忌食用高盐食物：目前普遍认为，钠摄入量对促进冠心病的发展起着一定的作用。生活中对盐的限制，对冠心病合并高血压者尤为重要，食盐的摄入量每天控制在 5 克以下，可随季节活动量适当增减。例如：夏季出汗较多，户外活动多，可适当增加盐的摄入量；冬季时，出汗少，活动量相应减少，应控制盐的摄入。因此，对已患有冠心病的患者，限制食盐可作为一种非药物性治疗手段，并且要长期坚持。

六、心律失常

正常心律起源于窦房结，频率每分钟 60 ～ 100 次。窦房结冲动经正常房室传导系统顺序激动心房和心室，传导时间恒定，冲动经束支及其分支浦肯野纤维到达心室肌的传导时间也恒定。心律失常指心律起源部位、心搏频率与节律，以及冲动传导等任一项异常。心律失常的病因较为复杂，常见的有冠心病、风湿性心脏病（风心病）、心肌病、高血压心脏病、肺源性心脏病（肺心病）等，以及电解质或内分泌失调、麻醉、低温、胸腔或心脏手术、药物作用和中枢神经系统疾病等。心律失常的临床表现多样，有些心律失常患者无任何不适，只有心电检查异常；有些患者仅有轻度不适，如偶感心悸等；而有些则病情较重，发作时有头昏、眼前黑蒙、昏厥，甚至死亡。

本病属中医学"惊悸""怔仲""眩晕""厥证"范畴。认为多因痰浊、血瘀、气滞等使气机逆乱致心神不安，或因气血阴阳之虚损使心失所养所致。按摩点穴治疗特别适用于心动过速或心动过缓者，有调整心律和心率的作用。

气虚者常伴有善惊易恐，不能自主，夜寐不宁易惊醒，气短神疲；血虚者伴有头晕目眩，面色无华，倦怠无力；心阴虚者伴有心中烦热，少寐多梦；痰火扰心兼见烦躁不宁，少寐多梦，头晕胸闷，舌苔黄腻；血瘀者兼有胸闷不适，动则气喘，心痛时作；心阳不振兼见咳喘不能平卧，肢凉怕冷。

1．针刺治疗

【治则】安神定惊。取手少阴、厥阴经穴为主，佐以背俞穴。用平补平泻法。

【主穴】间使、神门、心俞、巨阙。

【配穴】心血不足加膈俞、脾俞、足三里；阴虚火旺加厥阴俞、肾俞、太溪；水饮内停加脾俞、三焦俞、气海俞；痰火上扰加肺俞、尺泽、丰隆。

【方义】本方以安神定惊为主，故以心经原穴神门及心俞为主，配心经募穴巨阙、心包经经穴间使，四穴并用，协调心经气机而收镇惊安神之功。心血不足取膈俞、脾俞、足三里以补后天不足；阴虚火旺，主要为肾阴不足，故取厥阴俞、肾俞、太溪滋水养阴；水饮内停用脾俞、三焦俞、气海俞调畅气机；痰热上扰取肺俞、尺泽、丰隆化痰清热。

2．拔罐治疗

方法1：用闪罐加定罐于厥阴俞、心俞、内关、神门穴位上。

方法2：走罐，足太阳膀胱经的大杼至膈俞，任脉的天突至巨阙，手厥阴心包经的曲泽至内关，来回往返。

方法3：定罐取膻中、心俞、厥阴俞、中脘、足三里、内关等穴位，留罐10分钟，每日1次。

七、脑血管病后遗症（中风后遗症）

中风是中医学对急性脑血管疾病的统称。它是以猝然昏倒，不省人事，伴发口眼㖞斜、语言不利、半身不遂或无昏倒而突然出现半身不遂为主要症状的一类疾病。患中风后，大部分患者都遗留偏瘫、语言不利、肢体麻木、无力僵硬和痉挛、大小便失禁等后遗症。中风包括西医学的脑出血、蛛网膜下腔出血、脑梗死、脑血栓、短暂性脑缺血发作等。本病属中医学"中风"范畴，认为因湿痰内盛、气虚火盛以致肝阳上亢、肝风内动，痰瘀阻络。

中风后遗症以肢体软弱无力、动作不灵活、无疼痛、筋脉弛缓，甚则肌肉萎缩或瘫痪卧床不起为主要症状。中风后遗症的治疗首先应辨清虚实，一般来说，初起邪热未尽和湿热浸淫者多属实证，但须辨明实中有虚；脾胃虚弱和肝肾亏虚属虚证，但往往兼有湿热之证。肺热伤津者，常兼见发热多汗，热退后突然出现肢体软弱无力，心烦口渴，小便短黄，舌红，苔黄，脉细数；湿热浸淫者，常伴有肢体逐渐痿软无力，下肢沉重，微肿而麻木不仁，或足胫有微热感，小便赤涩，舌红，苔黄腻，脉细数；脾胃虚弱者，多伴随肢体痿软无力，食少纳呆，腹胀便溏，面浮不华，神疲乏力；若属肝肾亏虚者，常起病缓慢，下肢痿软无力，腰脊酸软，不能久立，或伴有眩晕耳鸣，甚至步履全废，腿胫肌肉萎缩，舌红少苔，脉沉细数。

1．针刺治疗

【治则】祛邪通络，濡养筋脉。以手、足阳明经穴和夹脊穴为主。主穴中足三里、三阴交用补法，余穴用泻法或平补平泻法，夹脊穴用平补平泻法。配穴按虚补实泻法操作。

【主穴】上肢：肩髃、曲池、合谷、大杼；颈胸部夹脊穴。

下肢：髀关、伏兔、足三里、阳陵泉、三阴交；腰部夹脊穴。

【配穴】肺热伤津加尺泽、肺俞、二间；湿热袭络加阴陵泉、脾俞、大椎、内庭；脾胃虚弱加太白、中脘、胃俞、关元；肝肾亏损加太溪、肾俞、肝俞、悬钟、阳陵泉。上肢肌肉萎缩加手阳明经排刺；下肢肌肉萎缩加足阳明经排刺。垂肩加肩髃、肩井；垂腕加阳池、外关、曲池；垂踝加解溪；足内翻加悬钟（绝骨）、昆仑、丘墟；足外翻加照海、三阴交、阳陵泉、太溪；失语配哑门、水沟；咽部麻痹配廉泉、翳风、风池。

【方义】阳明经多血多气，选上、下肢阳明经穴位，可疏通经络，调理气血；夹脊穴为督脉之旁络，又与膀胱经第1侧线的脏腑背俞相通，可调脏腑阴阳，行气血；三阴交健脾益肾，濡养经脉；筋会阳陵泉，可疏调经筋；大杼为"骨"之会穴，阳陵泉为"筋"之会穴，肾主骨生髓，悬钟为髓之会穴，三穴相配可强骨健筋。尺泽、肺俞清肺热生津液；阴陵泉、脾俞清湿热，因肺主治节，脾主运化，清上源、健中州，使肺清津生，脾运湿化；取中脘、足三里、胃俞调理脾胃、增加食欲，润宗筋，利关节，充血脉以养肌肉。

2. 拔罐治疗

方法1：定罐法取肩髃、曲池、合谷、环跳、伏兔、阳陵泉、足三里，留罐15分钟，每日1次。口眼㖞斜加地仓、颊车、四白、颧髎、牵正。病程日久上肢加大椎、肩髎、肩外俞；下肢配腰阳关、白环俞；肘部拘挛配曲泽；腕部拘挛配大陵；膝部拘挛加曲泉；踝部拘挛加太溪；语言謇涩加廉泉；肾虚精亏加腰阳关、肾俞、命门；气虚血瘀加太冲、膈俞、三阴交。

方法2：走罐法取督脉（大椎至腰阳关）、足太阳膀胱经第1、2条循行线（肺俞至关元俞，魄户至志室）。隔日1次，每条线走罐5～10次。

小贴士

中风患者应尽量减少食盐的摄入。因为面包、奶油、酱油都含有盐，即使在做菜的时候，一点盐不放，每天也会摄入3克盐，因此应避免食用方便食物和快餐。亲手做的菜，咸淡适宜是最好掌握的。这样的饮食生活能保持人体系统正常运转，防止中风再次发生。因为食入盐过多可以对脑部组织产生损害，引起微小的中风。科学家们曾经做过试验，分别给老鼠喂养高盐和低盐的饮食。吃高盐饮食的老鼠在15周内，竟然全部中风死掉，虽然它们的血压并没有升高，而吃低盐饮食的老鼠只有12%因中风而死掉。吃高盐饮食致死的老鼠，则因一连串轻微中风，最后导致脑部组织坏死和动脉受损。

八、慢性胃炎

慢性胃炎系指不同病因引起的各种慢性胃黏膜炎等病变，是一种常见的，发病率较高的疾病。其临床表现多种多样，但以胃痛或上腹部不适及胀闷为主，常伴有食欲缺乏、嗳气、恶心、呕吐、泛酸等症状。本病属于中医"胃脘痛"的范畴。本病的病因和发病原理，目前尚不十分清楚，但与精神因素及饮食因素关系最为密切。饮食因素是中老年慢性胃炎患者的主要致病因素之一。西医学认为长期的不良饮食习惯，如进食过急，喜食过热，或长期饮用辛辣调味品，生冷粗硬食物，浓茶烈酒等会反复刺激胃黏膜以至于引起慢性胃炎。本病俗称"心口痛"，属中医学"胃脘痛"范畴，认为由情志失调、饮食不节、受寒、劳累等致胃气郁滞、气血不畅、气滞血瘀，不通则病；或胃腑失于温煦及濡养，不荣则痛。按摩点穴治疗。对于急性胃痛1次即可见效，慢性胃痛要坚持治疗2周以上，可隔日1次。

本病分为实证和虚证。

①实证：本证以胃脘部暴痛，痛势较剧，痛处拒按，饥时痛减，纳后痛增为辨证要点。寒邪客胃型，症见胃痛暴作，恶寒喜暖，泛吐清水，口不渴喜热饮，或伴恶寒，苔薄白，脉弦紧；若为饮食所伤，症见胃脘胀满疼痛，嗳腐吞酸，呕吐不消化食物，吐后或矢气后痛减，大便不爽，苔厚腻，脉滑；若为肝气犯胃，症见胃脘胀痛，攻窜连胁，嗳气频频，心烦易怒，善太息，大便不畅，每因情志因素而诱发，苔薄白，脉弦；若胃痛拒按，痛有定处，食后痛甚，或见呕血便黑，舌质紫黯甚或有瘀斑点，脉细涩，为瘀血停滞；阳明火瘀型，症见胃脘灼热疼痛，痛势急剧，口臭，牙龈肿痛，口干口苦，喜食冷饮，嘈杂泛酸，大便秘结，舌苔黄厚粗糙，脉象弦数滑大；中焦寒凝型，多见胃痛暴作，痛势急剧，甚如刀绞，畏寒肢冷，喜暖热饮，得温痛减，遇寒则剧，泛吐清水，便溏尿清，舌淡苔白，脉弦紧或弦迟；脾胃食积型，症见脘痛胀满，胸腹拒按，嗳腐吞酸，呕恶厌食，便溏而滞，矢气频作，舌苔厚浊，脉象弦滑；湿浊中阻型，症见脘痛胀满，口淡无味，不思饮食，肢体沉重，怠惰嗜卧，大便溏滞，舌苔白腻，脉象濡缓。②虚证：本证以胃脘部疼痛隐隐，痛

处喜按、空腹痛甚、纳后痛减为辨证要点。虚证多见于脾胃虚弱，症见胃痛隐隐，泛吐清水，喜温喜按，纳差神疲，甚或手足不温，大便溏薄，苔薄白，脉虚弱或迟缓。若胃脘部灼热隐痛，饥不欲食，大便干结，频频干呕，舌红少津，少苔或光剥，脉弦细或细数，为脾胃阴虚。

1．针刺治疗

（1）实证

【治则】散寒止痛、疏肝理气、消食导滞。取胃之募穴、合穴，手足厥阴、足太阴穴。用泻法，寒证可灸。

【主穴】中脘、足三里、内关、公孙。

【配穴】寒邪犯胃者，加胃俞；饮食停滞者，加下脘、梁门；肝气犯胃者，加太冲；气滞血瘀者，加膈俞。

【方义】中脘配足三里具有调和胃气，导滞止痛之功。内关、公孙是八脉交会配穴法，能宽胸解郁，善治胃痛。

（2）虚证

【治则】健脾和胃为主，阳虚者温中散寒，阴虚者养阴益胃。取俞、募穴及足太阴、阳明经穴为主。针用补法，阳虚可加灸。

【主穴】脾俞、胃俞、中脘、章门、足三里、内关、三阴交。

【配穴】脾胃虚寒者，加气海、关元、脾俞、胃俞；胃阴不足者，加三阴交、内庭。

【方义】脾胃的俞、募穴配足三里、三阴交、内关用补法可补脾建中、养胃，用灸法可温中散寒，健脾和胃。

2．拔罐治疗

方法1：定罐或血罐取肝俞、脾俞、胃俞、中脘、梁丘、足三里等穴位。

方法2：在背部脊柱胸7～胸12棘突旁寻找压痛点，留罐10分钟，每日1次。

方法 3：取穴中脘、内关、足三里，用闪罐法，再留罐 15 ～ 20 分钟，急性期每日 1 次，慢性期每 2 ～ 3 日 1 次，10 次为 1 个疗程。

> **小贴士**
>
> 　临床经验：陈某，男，35 岁。有胃痛史 6 年，每逢受寒、疲劳、饮食不慎则发病，西医诊断为慢性胃炎。2 天前胃痛再次发作，胃脘隐痛不适，饥饿时疼痛加剧，喜暖喜按。穴取中脘、足三里、气海、关元、脾俞、胃俞，采取单纯拔罐法，留罐 10 分钟，罐后加温和灸中脘、关元穴，隔日 1 次，10 次为 1 个疗程。治疗 3 次后胃痛明显缓解，治疗 3 个疗程，随访 1 年未复发。

九、膈肌痉挛（呃逆）

膈肌痉挛（呃逆）是胸膈气逆上冲，喉间呃呃连声，声短而频，令人不能自制，甚至妨碍谈话、咀嚼、呼吸、睡眠等。呃逆有的偶然而发，症状轻微，持续数分钟或数小时，可以不治自愈；有的是在继发于其他急、慢性疾病的过程中，持续不断或间歇发作，需治疗才能渐平。本症中医学又称膈肌痉挛，系膈肌不自主的间歇性收缩运动所出现的一种症状。本症常见于胃肠神经官能症，胃、肠、纵隔、食道等疾病。

本病分为实证和虚证。

①实证：多为呃逆初起，呃声响亮有力。胃寒者，声沉缓有力，伴有胃脘冷胀，喜食热饮，手足不温，大便溏薄，舌苔白滑；胃热者，呃声响亮，连续有力，胃脘灼热，喜食冷饮，口臭口干，面赤心烦，小便短黄，大便干燥，舌苔黄少津；肝气犯胃者，常因情志变化而症状加重，伴有胸胁胀痛，嗳气频频，情绪波动加重，大便不调，舌苔薄白。②虚证：

多为久病体弱，呃声低怯无力，形体消瘦。脾胃阳虚者，呃声低弱，气短乏力，形体消瘦，面色不华，手足不温，不思饮食，或泛吐痰涎，大便溏薄，舌质淡胖；胃阴不足者，呃声断续而急促，口干咽燥，烦渴消瘦，饥不欲食，舌红苔少或光剥无苔。

1. 针刺治疗

【治则】和胃降逆。寒证宜温阳，多用灸；热证多用针以清热；气滞则疏肝理气；阳虚则温中益气；阴虚则益胃生津。

【主穴】中脘、内关、足三里、膈俞。

【配穴】胃寒加灸梁门；胃热针泻陷谷；阳虚加灸气海；阴虚针补太溪；肝气横逆针泻期门、太冲。

【方义】中脘是胃经募穴，足三里是胃经合穴，两穴同用，泻之能清胃降气，补之能益气温中；膈俞利膈镇逆；内关解郁和中，阳虚者灸之，阴虚者针之。本方通治一切原因导致的呃逆，为通治呃逆之要穴。

2. 拔罐治疗

方法1：定罐法。

实证：配上脘、中脘、膈俞、膻中、内关、足三里；胃中寒冷配脾俞、胃俞；胃火上逆配曲泽；气机郁滞配肝俞、阳陵泉。

虚证：配膻中、上脘、中脘、足三里、内关、膈俞、脾俞、胃俞。留罐15分钟，每日1次。

方法2：血罐法，胃火上逆取金津、玉液，以三棱针点刺加罐。

小贴士

预防治疗小方法：①分散注意力，消除紧张情绪及不良刺激。②先深吸一口气，然后憋住，尽量憋长一些时间，然后呼出，反复进行几次。③喝开水，特别是喝稍热的开水，喝一大口，分次咽下。

④洗干净手，将示指插入口内，轻轻刺激咽部。⑤将混合气体装入塑料袋中吸入，混合气体中含 90% 氧气和 10% 的二氧化碳。⑥嚼服生姜片。⑦将生韭菜洗净，榨出菜汁后口服。⑧柿蒂（指新鲜柿子或柿饼的蒂）每次 20 枚，煎水成 100 毫升，分两次口服，每次 50 毫升。也可酌情加韭菜籽同煎。

十、呕吐

呕吐是临床常见症状，表现为呕吐胃内容物，或干呕无物，持续反复发作。可见于西医学多种急慢性疾病，如急、慢性胃肠炎，幽门痉挛或梗阻，肝炎，胰腺炎，胆囊炎，食道癌，胃神经官能症，梅尼埃病性呕吐及颅脑病变等。不同病因引起的恶心、呕吐，治疗效果亦不同，以无器质性病变及病变轻微者效果为好；病程长，病重体弱者，疗效较差。进食容易消化的食物，如果时间较长仍未愈，要到医院就诊，排除器质性疾病。

本病属中医学"呕吐"范畴，认为由外感邪气、情志失调、饮食不节、劳倦久病等引起胃失和降，胃气上逆所致。本病分为实证和虚证。①实证：一般发病急，呕吐物量多，吐出物多有酸臭味。寒邪客胃常兼见呕吐清水或痰涎，大便溏薄或腹泻，头身痛，胸脘痞闷，喜暖畏寒或恶寒发热，苔白，脉迟；热邪内蕴多食入即吐，呕吐频繁，呕吐酸苦热臭，大便燥结，口干而渴，发热微恶风寒，苔黄，脉数；饮食所伤多呕吐酸腐，脘腹胀满，疼痛拒按，嗳气厌食，得食更甚，吐后舒畅，大便或溏或秘，舌苔厚腻，脉滑实；痰饮内阻则呕吐清水痰涎，脘闷纳差，头晕心悸，苔白腻，脉滑；肝气犯胃常在精神受刺激时发作，吞酸，嗳气频频，平时多烦善怒，苔薄白，脉弦。②虚证：一般病程较长，发病较缓，时作时止，吐出物不多，腐臭味不甚。兼见饮食稍有不慎，呕吐即易发作，时作时止，纳差便溏，面色苍白无华，倦怠乏力，舌淡苔薄，脉弱无力。

1．针刺治疗

【治则】和胃降逆，理气止呕。以手厥阴、足阳明经穴及相应募穴为主。足三里平补平泻法，内关、中脘用泻法。配穴按虚补实泻法操作；虚寒者，可加用艾灸。呕吐发作时，可在内关穴行强刺激并持续运针 1～3 分钟。

【主穴】内关、足三里、中脘。

【配穴】寒吐者，加上脘、胃俞；热吐者，加合谷，并可用金津、玉液点刺出血；食滞者，加梁门、天枢；痰饮者，加膻中、丰隆；肝气犯胃者，加阳陵泉、太冲；脾胃虚寒者，加脾俞、胃俞；腹胀者，加天枢；肠鸣者，加脾俞、大肠俞；泛酸干呕者，加公孙。

【方义】内关为手厥阴经络穴，宽胸利气，降逆止呕；足三里为足阳明经合穴，疏理胃肠气机，通降胃气；中脘为胃经募穴，理气和胃止呕。

2．拔罐治疗

方法 1：风寒外袭取中脘，风池、足三里、内关穴；暑湿犯胃取中脘、大椎、内关、曲池、足三里穴；饮食停滞取中脘、下脘、内关、足三里；痰饮内阻取中脘、膻中、内关、足三里；肝气犯胃取上脘、内关、足三里、阴陵泉穴；脾胃虚寒取脾俞、中脘、内关、章门、足三里；胃阴不足取胃俞、内关、足三里、三阴交。操作时，患者取坐位，风池行毫针刺，选用中口径玻璃罐以闪火法吸拔余穴 10～15 分钟，每日 1 次。

方法 2：取穴膈俞、中脘、内关、足三里。胃寒加上脘、脾俞、胃俞；肝气郁滞加膻中、太冲、肝俞；胃热加合谷；脾阳衰惫加脾俞、肾俞、关元；胃阴不足加胃俞；除太冲用三棱针点刺出血外，余穴用拔罐法，留罐 20 分钟，每日 1～2 次。

方法 3：取穴膻中，采用闪火法拔罐，待呃逆停止后，留罐 15 分钟，以皮肤充血为度。严重心脏病患者慎用本法。

方法4：取穴：①大椎、膈俞、肝俞；②身柱、脾俞、胃俞；③中脘、膻中、气海；每次选用1组，采用刺络拔罐法，留罐15分钟。

方法5：选穴肝俞、脾俞、胃俞、足三里穴。取上穴采用刺络罐法，先以三棱针点刺各穴，然后用闪火法将罐吸拔在点刺的穴位上，留罐5分钟，每日1次。若患者失眠多梦、心悸、自汗等症状明显时，可采用上法加拔心俞穴和神道穴。

小贴士

（1）山楂100克，白糖25克。将山楂洗净去核，切碎，浓煎成汁，兑入白糖搅拌均匀。每次50毫升，一日3次，连服3日。

（2）莱菔子50克。将莱菔子炒熟，碾碎成细末。每次服5克，温开水冲服，一日2次，连服5日。

（3）青梅20个，洗净，去核，慢火煎，去渣取汁，每次20毫升，一日数次，连服3日。

（4）萝卜1个，将萝卜洗净，切成碎块，捣烂，榨汁，隔水炖熟，每次15毫升，每日数次。

（5）鸡内金（鸡的胃内膜）2个，面粉100克，盐、芝麻适量。将鸡内金洗净，晒干后用小火焙干，研成细末，与面粉、芝麻、精盐一起和成面，擀成薄饼，置烤箱内烤熟，每次2张，一日1次，连服3日。

暂时禁食会使胃肠得到休息，对恢复其正常功能是必要的。至少1～2周内忌食生冷、冰镇及煎炸油腻、黏食等不易消化的食物。

十一、腹胀、腹痛

腹胀、腹痛是指肚脐以下、耻骨毛际以上的部位发生的或痛或胀的疾病，是临床常见多发病，男女老幼皆可发病。本病既可单独出现，亦可继发其他疾病中，如消化系统的急慢性肠炎、功能性消化不良、慢性溃疡性结肠炎、肝胆疾病（胆囊炎、胆结石、胆道蛔虫病等）、泌尿系结石、妇科病。

本病属中医学"腹痛"范畴，认为多因外感时邪、饮食不节、情志失调及素体阳虚导致的气机郁滞、脉络痹阻及经络失养所致。本病受寒邪侵犯常表现为腹痛急暴，得温痛减，遇寒加甚，口不渴，大便溏薄或泄泻，腹中肠鸣，小便清长，舌苔白腻，脉沉紧。若兼表寒，则兼有恶寒发热。食积肠胃表现为脘腹胀痛，痛处拒按，纳呆恶心，嗳腐吞酸，或痛而欲泻，泻后痛减，舌苔腻，脉滑；若化热，则大便秘结，口渴，小便短赤，苔黄腻，脉滑数或洪数。脾胃阳虚则为腹痛绵绵，遇劳加重，时痛时止，喜温喜按，神疲肢困，畏寒肢冷，面黄唇淡，大便溏薄，舌苔薄白，脉沉细。肝郁客犯则脘腹胀痛，攻窜不定，或痛引少腹，胸胁胀满，嗳气频频，常因情志所伤而发或加重，烦躁易怒，舌苔薄白，脉沉弦。

1．针刺治疗

【治则】通调腑气，缓急止痛。以足阳明、足太阴、足厥阴经及任脉穴为主。太冲用泻法，其余主穴用平补平泻法，配穴按虚补实泻法操作；寒证可用艾灸。腹痛发作时，持续强刺激足三里 1 ～ 3 分钟。

【主穴】足三里、中脘、天枢、三阴交、太冲。

【配穴】寒邪内积者，加神阙、公孙；湿热壅滞者，加阴陵泉、内庭；气滞血瘀者，加曲泉、血海；脾阳不振者，加脾俞、胃俞、章门。

【方义】足三里为胃之下合穴；中脘乃腑会、胃之募穴；天枢位于腹部，三穴可通调腑气。三阴交调理足三阴经之气血；肝经原穴太冲，疏肝而通调气机，通则不痛。

2．拔罐治疗

方法 1：定罐或血罐法，取肝俞、脾俞、胃俞、中脘、梁丘、足三里等穴位。

方法 2：在背部脊柱胸 7～胸 12 棘突旁寻找压痛点，留罐 10 分钟，每日 1 次。

十二、慢性腹泻

慢性腹泻中医学称为泄泻，主要症状为排便次数增多，粪便稀薄如糊状，甚至稀如水样，脾胃功能异常是其根本病机。西医学将腹泻分为急性腹泻与慢性腹泻两种，腹泻超过 2 个月者属慢性腹泻，否则为急性腹泻，腹泻的发病机制相当复杂，从病理生理角度可归纳为下列几个方面：分泌性腹泻、渗透性腹泻、吸收不良性腹泻、肠蠕动增强性腹泻。

中医学认为，脾胃主运化，是人体气血生化之源，又称为"后天之本"。脾胃不和，百病始生。中医学认为腹泻其发病多因外感寒、湿、暑、热之邪，或因饮食所伤；或因肝气犯脾；或因肾阳不足，命门火衰等造成脾失健运、大肠传导失职而成。中医学认为本症致病原因，有感受外邪、饮食所伤、七情不和及脏腑虚弱等，但主要在于脾胃功能障碍。脾虚者，兼见大便溏薄常伴有完谷不化，反复发作，稍进油腻食物则大便次数增多，面色萎黄，神疲肢软，不思饮食，喜暖畏寒，舌淡苔白，脉濡缓无力；肝郁乘脾者，平素多有胸胁胀闷，嗳气食少，每因抑郁恼怒或情绪紧张时发生腹痛泄泻，舌淡红、脉弦；脾肾阳虚者，多在黎明之前腹部作痛，肠鸣即泻，泻后痛减，常伴有形寒肢冷、腰膝酸软、形体消瘦、面色黧黑、舌淡苔白、脉沉细等。

1．针刺治疗

【治则】健脾温肾，固本止泻。以任脉及足阳明、足太阴经穴为主。神阙用灸法；天枢用平补平泻法；足三里、公孙用补法，配穴按虚补实泻法操作。

【主穴】神阙、天枢、足三里、公孙、中脘。

【配穴】脾虚者，加脾俞、太白、章门、关元俞；肝郁者，加肝俞、太冲、行间；肾虚者，加关元、肾俞、命门。

【方义】灸神阙可温补元阳，固本止泻；天枢为大肠募穴，能调理肠胃气机；中脘、足三里、公孙健脾益胃。

2．拔罐治疗

方法1：定罐法，①天枢、中脘、气海；②足三里、上巨虚、三阴交、合谷；③脾俞、胃俞、肾俞、大肠俞。三组穴位每次选一组。

方法2：血罐法，①天枢、大肠俞、足三里；②中脘、脾俞、上巨虚；③关元、肾俞、三阴交。三组穴位每次任选一组。

方法3：走罐法，①足太阳膀胱经的膈俞至小肠俞；②足阳明胃经的足三里至丰隆；③手阳明大肠经的曲池至偏历。留罐10～15分钟，每天一次，3天为1个疗程。

小贴士

（1）腹泻忌吃油腻食物：油腻食物能抑制胃酸的分泌，影响消化，而使腹泻加重，故过于油腻食物如肥肉、板油、炸花生等应尽量少吃，以免引起消化性腹泻。植物油也应限制。腹泻病患者应进流质及半流质饮食。若急性暴泻耗伤胃气；若虚寒泄泻，也可以予以淡姜汁饮用，以振脾阳，调和胃气。所以为了保持肠胃的健康，还需要用蔬菜和水果对自己的肠胃进行"清洗"。

（2）腹泻忌喝牛奶：牛奶中的蛋白质 80% 为酪蛋白，牛奶的酸碱度在 4.6 以下时，大量的酪蛋白便会发生凝集、沉淀，难以消化吸收，严重者还可能导致消化不良或腹泻。所以牛奶中不宜添加果汁等酸性饮料。就是不少健康人喝牛奶后也常拉肚子，这种人高达九成，只是症状因人而异。专家指出，这种现象是由基因决定的，不会因后天因素而改变；若要减轻乳糖不耐受症，饮用乳品时应减量，或伴随其他食物一起进食。

十三、痢疾

痢疾为常见的肠道传染性疾病，多发于夏秋季节，临床以腹痛、里急后重、下痢赤白脓血便为主要症状。本病常因饮食生冷不洁、或感受湿热疫毒，损伤脾胃及肠腑而致。外邪与食积损伤脾胃，肠道传导功能失职，郁而化热；或湿热蕴蒸、疫毒内侵，均可导致气血阻滞，脉络受损，化为脓血。由于湿热的偏盛不同，又有赤多白少的湿热痢和白多赤少的寒湿痢；如果热毒炽盛，邪热内陷，动风动血，则成危重的疫毒痢；湿热犯胃，胃气不降，呕恶不能饮食，则成噤口痢；痢疾迁延日久，中焦虚寒，下元火衰，正虚邪恋，常因受凉或饮食不当反复发作，则成休息痢。

湿热痢：下痢脓血，里急后重，肛门灼热，伴有身热，小便短赤。

寒湿痢：下痢赤白，白多赤少，腹痛绵绵，喜温喜按，神疲倦怠。

疫毒痢：发病急骤，高热烦躁，腹痛剧烈，下痢紫红色脓血，甚则神昏谵语，四肢惊厥。

噤口痢：下痢赤白，腹痛绵绵，不思饮食，食则呕恶，神疲倦怠。

休息痢：下痢时作时止，或轻或重，经久不愈，常伴有面色不华、四肢不温或潮热盗汗等症。

1. 针刺治疗

【治则】清热化湿解毒，辅以调气和血导滞。取手足阳明经穴为主。针用泻法，偏寒加灸法。久痢体虚兼顾脾胃。

【主穴】合谷、天枢、上巨虚、足三里、关元、下脘。

【配穴】湿热痢，加曲池、内庭；寒湿痢，加中脘、气海；疫毒痢，加大椎、太冲、十宣；噤口痢，加内关、中脘；休息痢，加脾俞、关元、胃俞、肾俞；久痢脱肛，加百会、长强。

【方义】合谷为手阳明原穴，天枢为大肠经募穴，上巨虚为大肠经合穴，三穴通调大肠腑气，使气调湿化滞行。下脘为任脉与足太阴经交会穴，关元为小肠募穴，二穴可疏调肠腑气机，理气化滞。

2. 拔罐治疗

方法 1：定罐法，取天枢、大椎、胃俞、大肠俞、三焦俞、上巨虚等穴位。

方法 2：血罐法，取大椎、脾俞、胃俞、天枢、足三里、上巨虚等穴位，留罐 10 分钟。

十四、胃下垂

胃下垂是由于胃支持韧带的松弛或胃壁的弛缓，甚至在站立时，胃下缘达盆腔，胃小弯弧线最低点降到髂嵴连线以下的病症。本病可由多种原因引起，如体形瘦长、腹肌不结实者，腹压突然下降，多次生育使腹肌受伤。临床可见患者形体消瘦，食欲减退，腹部胀闷、疼痛，饭后饱胀感更明显，自觉有下坠感或腰带束紧感，伴有恶心、嗳气、头晕、面色萎黄、全身乏力、心慌、失眠或腹泻与便秘交替出现等。检查：上腹部平坦，下腹部膨隆，腹肌松弛，肌力降低，稍压可触及腹内动脉搏动，常有振水音。胃肠钡剂造影有助于确诊。

本病属中医学"胃下""胃缓""腹胀"范畴。认为多因中气下陷、胃肠停饮、肝胃不和所致。本病表现为消瘦、乏力、胃纳差，胸脘胀闷不舒，进食后腹胀下坠，或见呕吐，嗳气，大便溏或便秘，平卧时症状减轻，舌苔薄白，脉沉细。

1．针刺治疗

【治则】补中益气、健脾和胃。

【主穴】足三里、中脘、梁门、气海、天枢、关元。

【配穴】百会、肝俞、三焦俞。

【方义】用艾绒或艾条灸之，每穴 10～15 分钟，每日 1 次，10 次为 1 个疗程。隔姜灸神阙。

2．拔罐治疗

方法 1：中气下陷证取穴百会、关元、脾俞、胃俞、中脘、气海、大横；脾胃虚寒证取穴脾俞、胃俞、气海、足三里、肝俞。

方法 2：取穴百会、大椎、脾俞、胃俞、中脘、气海。先用三棱针点刺以上诸穴，百会挤出少量血，余穴拔罐，留罐 5～10 分钟，隔日 1 次。

方法 3：取穴①大椎、肝俞、脾俞、气海；②筋缩、胃俞、中脘。以上两组，每次一组，用梅花针叩刺后拔罐，留罐 20 分钟，每日 1 次。

方法 4：①中脘（直刺 1.5～2.0 寸，也可透下脘），胃上穴（下脘旁开 4 寸，沿皮向脐中或天枢方向横刺 2.3 寸），足三里（直刺或向上斜刺，进针 1.5～2.0 寸）；②胃俞（微斜向椎体，进针 1.0～1.5 寸），脾俞、百会（横刺，向前或向后，进针 0.5～1.5 寸）。两组穴位，每日 1 组，交替针刺，除百会外均加用艾灸或拔罐，留针 15～30 分钟。10 次为 1 个疗程。

方法 5：①一为天柱、膈俞、脾俞、梁门；②大杼、肝俞、三焦俞、承满。每次选 1 组穴。先用温针或毫针作轻刺激，然后拔罐，留罐 15～20 分钟，罐后再用艾条灸。每日或隔日 1 次，10 次为 1 个疗程。

方法 6：主穴取中脘、神阙、胃俞；配穴取内关、足三里、气海。先用毫针在中脘、胃俞穴上向四周透刺，神阙穴用梅花针叩刺周围。配穴针灸后温灸。后在主穴上拔罐。留罐 15～20 分钟。隔日 1 次，10 次为 1 个疗程。

小贴士

临床验案：任某某，女性，30 岁。食欲缺乏、食后腹胀、有下坠感 2 年，上述症状食后加重，平卧减轻，伴有面色萎黄，消瘦，神疲乏力。钡剂造影显示：胃小弯切迹在髂嵴联线下 3.5 厘米，诊断为胃下垂。穴取百会、关元、足三里、中脘、脾俞、胃俞，百会、关元穴用艾条行温和灸 20 分钟，以皮肤感觉温热、舒适感为度，之后各穴（除百会外）拔罐后留罐 10 分钟，每日 1 次，10 次为 1 个疗程。治疗 5 次后，上述症状稍有缓解，1 个疗程后临床症状大大缓解，后连续治疗 3 个疗程，以巩固疗效。1 年后随访，上述症状未见复发。

十五、便秘

凡排便间隔过久，每次排便量极少，干硬并困难者，均归之为便秘。膳食中纤维质太多，会引起痉挛性便秘；肠道部分或全部阻塞，发生阻塞性便秘；食物中缺少粗纤维质，新鲜蔬菜和水果进食量太少，饮水不足，脂肪量不够，又可导致无力性便秘。便秘可使有毒物质被人体再吸收，时间长了还有可能引起直肠癌，对身体危害极大，因此，便秘不是"小疾"，而是"大病"。中老年人便秘多是由于气血不足，阴津亏损所致，饮食调理比药物治疗作用持久，更易于接受，而且无不良反应。中医学认为多因排便动力缺乏，或津液枯燥所致，有以下几种类型。

①热秘：大便干结，小便短赤，腹胀腹痛。常伴有面红身热，口干口臭，心烦，舌苔黄燥，脉滑数。②气秘：大便秘而不甚干结，欲便不得，腹胀腹痛，遇情志不舒则便秘加重。伴有嗳气频作，纳呆食少，胸胁痞满，舌苔薄腻，脉弦。③虚秘：虽有便意，临厕努挣乏力。常兼汗出气短，面色无华，神疲气怯，头晕心悸，舌淡嫩，苔薄，脉细无力。④寒秘：大便艰涩，排出困难。伴有腹中冷痛，面色无华，四肢不温，畏寒喜暖，或腰膝有冷感，小便清长，舌淡苔白，脉沉迟。

1．针刺治疗

【治则】调理肠胃，通便导滞。以足阳明、手少阳经穴为主。实证用泻法，虚证用补法，寒证可加灸。

【主穴】天枢、支沟、水道、归来、丰隆、大肠俞、上巨虚。

【配穴】热秘者加合谷、内庭、曲池；气秘者，加太冲、中脘、行间；气虚者，加脾俞、胃俞、气海；血虚者，加足三里、三阴交；寒秘者，加神阙、关元、气海。

【方义】天枢为大肠募穴，疏通大肠腑气，腑气通则大肠传导功能复常。支沟宣通三焦气机，三焦之气通畅，则肠腑通调。曲池、合谷通大肠腑气，以泻其热；泻行间以疏肝理气；补脾俞、胃俞健脾益胃，扶助中气，化生气血；灸神阙、气海温通三焦，以助阳化寒；水道、归来、丰隆，可调理脾胃，行滞通腑。

2．拔罐治疗

定罐法，取天枢、支沟、上巨虚、脾俞、胃俞、大肠俞等穴位，留罐 10～15 分钟，每日 1 次，10 日为 1 个疗程。

小贴士

常吃富含纤维素的食物，如粗杂粮、薯类、芝麻、梨、蔬菜及水果等，纤维素是最佳的清肠通便剂，它在肠道内吸收水分、毒素，促进通便。西医学证实，饮食中的纤维素能使粪便量增加，成为肠道运动的有效刺激物，还可保留水分，而避免致粪便过分干燥。所以戒除偏食的不良习惯，多摄取一些含纤维素的食物，对便秘患者有一定意义。另须注意的是，一旦有便意之后，最好及时排便，不要因工作紧张、厕所条件所限而忽视，否则时间一长也容易导致便秘。

十六、肥胖

肥胖是指人体摄入的热量和脂肪过高，脂肪积聚过多，体重超过标准体重的 20% 以上。肥胖可影响人的形体美，造成行动不便、腰背酸痛、胆固醇升高，可诱发糖尿病、高血压、动脉粥样硬化、冠心病和各种感染性疾病。肥胖也可继发于神经、内分泌和代谢性疾病，或与遗传、药物有关。中医学认其是由嗜食肥甘厚味，胃肠积热；或饮食不节，喜夜食或精神过度紧张，干扰较大；或肝郁脾虚；或气（阳）虚或用药不当等原因所致。故古谓"肥人多湿、多痰、多气虚"。其病在脾胃，与肝、肾有关。气虚为病之本，痰湿为病之标。

目前，肥胖人口日见增多，全球已达 12 亿人。联合国环境调查组织——世界观察协会公布的一项调查报告表明：肥胖正在成为世界范围的一个主要问题，与 20 世纪 80 年代相比，全世界超重人数大幅度增长，已有 12 亿人口。美国有 55% 的人超重，23% 的成年人肥胖，20% 的儿童肥胖或超重。在英国，有 1/5 的妇女和 1/6 的男性肥胖；45% 的男性和

33%的妇女超重。在西方国家，每年花在肥胖症上的支出占医疗总支出的 2%～5%。据我国有关部门公布的数字，我国肥胖人口已有 7000 万左右，占总人口的 4%～5%，我国城市人口中有 17% 是肥胖者，大中城市肥胖人口占总人口的 30% 以上，儿童有 51% 是肥胖者。由此可见防治肥胖刻不容缓。

1．针刺治疗

【治则】祛湿化痰，通经活络。以手足阳明经、足太阴经穴为主。毫针泻法。嘱患者适当控制饮食，加强锻炼。

【主穴】曲池、天枢、阴陵泉、丰隆、太冲。

【配穴】腹部肥胖者，加归来、下脘、中极；便秘者，加支沟。

【方义】曲池、天枢以疏导阳明经气，通调肠胃；阴陵泉、丰隆清热利湿；太冲疏肝而调理气机。

2．拔罐治疗

方法 1：①中脘、天枢、关元、足三里、阴陵泉；②神阙、大横、气海、丰隆、三阴交。用定罐法两组穴交替使用，留罐 15 分钟。臀围较大者，加配穴箕门、伏兔。每日 1 次，10 日为 1 个疗程。

方法 2：取穴脾俞、胃俞。脾胃湿热配天枢、曲池、内庭、三阴交；脾胃俱虚配中脘、气海、关元、肾俞、足三里；真元不足配肾俞、命门、三阴交、太溪。内庭针刺，余穴采用单纯拔罐法，留罐 20～25 分钟。隔日 1 次，10 次为 1 个疗程。

方法 3：取穴脾俞、三阴交、足三里。第 1 次配关元、水道；第 2 次配中极、天枢。交替使用。采用单纯拔罐法，留罐 20 分钟，每日或隔日 1 次，10 次为 1 个疗程。

方法 4：①中脘、天枢、关元、足三里；②巨阙、大横、气海、丰隆、三阴交。两组穴交替使用先针刺，留针拔罐，留罐 15 分钟。大腿围、臀围较大者，加箕门、髀关。每日 1 次，10 次为 1 个疗程。

> **小贴士**
>
> 饮食调养对于肥胖患者至关重要，如果不注意饮食在减肥方面的作用，要想达到理想的效果是不可能的，也就是说饮食治疗是肥胖患者的第一选择。为此要做到：如原来食量较大，主食可采用递减法，一日三餐减去 50 克。逐步将主食控制在 250～300 克，主食如麦、米和一些杂粮可先用，但食量必须严格控制，养成吃到七八分饱即可的习惯。对含淀粉过多和极甜的食物如甜薯、藕粉、果酱、糖果、蜜饯、麦乳精、果汁等尽量不吃，否则难以取得疗效。膳食中应注意供给低热能食物，以造成热量的负平衡，使长期多余的热量被消耗，直到体重恢复到正常水平。

十七、贫血

贫血是指血液中红血球的数量或红血球中血红蛋白的含量不足。贫血的种类不同，治疗的方法也截然不同。根据贫血的病因及发病机制分类，可分为缺铁性贫血、叶酸和维生素 B_{12} 缺乏的巨幼细胞贫血、再生障碍性贫血、慢性系统性疾病（如慢性炎症、感染、尿毒症、肝病、肿瘤等）伴发的贫血及遗传性、溶血性贫血，急性失血后贫血，慢性失血后贫血，其中以缺铁性贫血最为常见。患有本病的患者在积极进行治疗的同时，了解本病的特点及调养也十分必要。缺铁性贫血的临床表现有面色苍白或萎黄，唇甲色淡，倦怠乏力，头晕健忘，耳鸣眼花，失眠多梦，食欲缺乏，恶心呕吐，消化不良，腹胀腹泻，口舌生疮，心悸气促（运动后尤甚），月经不调，性欲减退，严重者还可有肢体浮肿，毛发脱落，心脏扩大，心间区收缩期杂音等。本病有如下证型。①心脾两虚：面色苍白，倦怠乏力，头晕心悸，舌胖而淡、苔薄，脉濡细。②脾胃虚弱：面色萎黄或淡白，神疲乏力，纳少，舌质淡、苔薄腻，脉细弱。③脾肾阳虚：面色苍白，倦怠乏力，少气懒言，畏寒肢冷，自汗，腰腿酸软，遗精，阳痿，月经不调，舌胖大而淡、苔薄白，脉沉细。④肾阴亏虚：面色苍白，倦怠乏力，两颧潮红，头晕目眩，腰腿酸软，咽干喉燥，低热盗汗，五心烦热，失眠，遗精，月经过多或崩漏不止，舌质红、苔少，脉弦细。

1. 针刺治疗

【治则】补益心脾肾，调养气血。针灸并用，补法（肾阴亏虚者只针不灸，平补平泻）以足太阳经背俞穴为主。

【主穴】气海、血海、膈俞、心俞、脾俞、肾俞、悬钟、足三里。

【方义】贫血以虚为本，补虚为治疗贫血第一要旨。取气海、血海气血双补；配以血之会穴膈俞、髓之会穴悬钟补血养髓；心俞、脾俞、肾俞滋养心脾肾；足三里调理脾胃，以助气血生化之源。

【配穴】头晕加百会补脑止晕；心悸加内关宁心定悸；纳差加中脘健即日可进食；潮热盗汗、五心烦热加劳宫清热除烦；两颧潮红加太溪益肾滋阴；遗精、阳痿加关元固肾培元；月经不调、月经过多或崩漏不止加灸关元、三阴交、隐白理脾调经。

【操作】所有穴位常规针刺，背部穴位应当注意针刺的角度、方向和深度。

2. 拔罐治疗

定罐法，取穴气海、足三里、三阴交、肺俞、膏肓、涌泉。每次 15 分钟，隔日 1 次。

注意事项：贫血的原因复杂，治疗前应明确诊断，针对病因治疗。严重贫血者，可配合输血治疗。

十八、失眠

失眠是生活中最易发生的一种症状，主要表现为上床难以入睡，早醒或中间间断多醒，多梦、似睡非睡，或通宵难眠。这样的睡眠状况，如果发生的时间较短，且白天无其他明显不适症状，也不影响工作、学习和社会活动能力，可称失眠。如果出现失眠持续时间 2 ～ 3 周，并有头晕胀痛、心慌心烦等症状，明显影响工作、学习和社会活动时，才是疾病的表现，当称失眠症。世界卫生组织对失眠的定义是：①有入睡困难、保持睡眠障碍或睡眠后没有恢复感。②至少每周 3 次并持续至少 1 个月。③睡眠障碍导致明显的不适或影响了日常生活。④没有神经系统疾病、系统性疾病、使用精神药物或其他药物等因素导致失眠。

中医将失眠称为"不得眠""目不瞑""不得卧""不寐"等，有如下证型：若情志波动，急躁易怒，头晕头痛，胸胁胀满，口苦口干，舌红，脉弦，为肝阳上亢；多梦易醒，心悸健忘，面色无华，头晕神疲，易汗出，纳差倦怠，舌淡，脉细弱，为心脾亏虚；头晕耳鸣，腰膝酸软，五心烦热，遗精盗汗，舌红，脉细数，为心肾不交；心悸多梦，善惊恐，多疑善虑，舌淡，脉弦细，为心胆气虚；脘闷嗳气，心烦口苦，苔厚腻，脉滑数，为脾胃不和。

1. 针刺治疗

治法 1

【治则】调理跷脉，安神利眠。以相应八脉交会穴、手少阴经及督脉穴为主。

【主穴】照海、申脉、神门、印堂、四神聪、安眠。

【配穴】肝火扰心者，加行间、侠溪；痰热内扰者，加丰隆、内庭、曲池；心脾两虚者，加心俞、脾俞、足三里；心肾不交者，加太溪、水泉、心俞、脾俞；心胆气虚者，加丘墟、心俞、内关；脾胃不和者，加太白、公孙、内关、足三里。

【操作】神门、印堂、四神聪，用平补平泻法；对于较重的失眠者，四神聪可留针过夜；照海用补法，申脉用泻法。配穴按照虚补实泻法操作。

【方义】心藏神，神门为心经原穴；脑为神之府，印堂可调理脑神，两穴相配可安神利眠。四神聪、安眠穴镇惊安神；照海、申脉为八脉交会穴，分别与阴跷脉、阳跷脉相通，阴跷脉、阳跷脉主睡眠，若阳跷脉功能亢盛则失眠，故补阴泻阳使阴跷脉、阳跷脉功能协调，不眠自愈。

治法 2

【治则】镇惊安神。根据辨证选取该经原穴或背俞穴，针用补法或平补平泻法，或针灸并用。

【主穴】神门、三阴交。

【辨证取穴】心脾两虚加心俞、厥阴俞、脾俞；肾虚加心俞、肾俞、太溪；心胆气虚加心俞、胆俞、大陵、丘墟；肝阳上亢加肝俞、间使、太冲；脾胃不和加胃俞、足三里。

【配穴】多梦加魄户；健忘灸志室、百会；耳鸣加听宫、翳风；遗精加志室；懊恼呕恶加内关；头晕加印堂、合谷；目赤加太阳、阳溪。

【方义】取心经原穴以宁心安神为主，配三阴交以协调足三阴经阴阳的不平衡。

2．拔罐治疗

方法 1：针罐取心俞、肝俞、脾俞、胃俞、神门、三阴交等穴位。

方法 2：走罐取背部足太阳膀胱经及督脉，每日 1 次。

方法 3：刺络拔罐，取耳背部静脉用眼科手术刀点刺出血 3 滴；用梅花针在大椎和两个肺俞三角区内叩刺，每次选 1～2 个叩刺点形成 15 个出血点，叩刺后用 2 号玻璃罐闪火法拔罐，出血量小于 1 毫升。

方法 4：取背部督脉大椎至腰俞；膀胱经第 1 侧线大杼至白环俞；第 2 侧线附分至秩边；华佗夹脊穴胸 1 至腰 5。用甘油作为润滑剂，中号火罐，闪火法拔罐，并随之上下左右往返推动走罐至皮肤潮红或红紫为度，以督脉、五脏六腑俞穴为重点。虚证则轻吸轻走，实证则重吸重走。每次 10～15 分钟，隔日 1 次，5 次为 1 个疗程，疗程间隔 1 周。

十九、胃及十二指肠溃疡

胃及十二指肠溃疡均为消化性溃疡。由于溃疡主要发生在胃和十二指肠，故称胃及十二指肠溃疡。

该病典型症状是慢性、周期性和规律性的上腹部疼痛，病程较长，一般少则几年，多则几十年，反复发作。如病情不断发展，则发作次数增多，缓解时间却渐渐缩短。胃溃疡患者多在饭后 1 小时内发生疼痛，1～2 小时后逐渐缓解；十二指肠溃疡患者常在饭后 4 小时后上腹部疼痛，持续不减，直至下次进食后疼痛消失；胃溃疡常在剑突正中或偏左疼痛，十二指肠溃疡多在剑突下偏右疼痛，疼痛时有烧灼感、饱胀感，还伴有恶心、呕吐、泛酸、嗳气、消化不良、贫血、消瘦及精神不振等症状。

本病有如下证型。①胃肠积热：胃脘胀满，疼痛拒按，嗳气泛酸，呕恶，吐出为舒，大便干、小便黄，苔厚腻，脉象滑数。②肝胃不和：胃脘胀痛，胸胁痞满，嗳气泛酸，遇怒加重，食少纳呆，喜太息，大便不调，苔薄白或薄黄，脉弦。③气滞血瘀：胃脘疼痛有定处，如针刺或刀割，痛而拒按，食后痛甚，或见吐血、黑粪，舌紫黯或见瘀点，脉涩或沉弦。④脾胃虚寒：胃脘冷痛，喜温喜按，饥饿加重，得食痛减，泛吐清水，四肢不温，纳食减，大便溏薄，舌胖而淡、苔薄白，脉沉迟。⑤胃阴不足：胃脘隐痛或灼痛，午后尤甚，心烦，口燥咽干，纳呆食少，大便干结，苔少、干而少津，脉细数。

1．针刺治疗

【治则】胃肠积热、肝胃不和、气滞血瘀者清泻胃肠、通调腑气、疏肝和胃、活血化瘀，只针不灸，泻法；脾胃虚寒者补中益气、温中散寒，针灸并用，补法；胃阴不足者滋养胃阴、生津止痛，只针不灸，平补平调。

【取穴】以足阳明经腧穴为主。中脘、梁门、内关、公孙、足三里。

【方义】中脘是胃之募、腑之会穴，梁门居于胃经，两穴均位于胃脘部，疏调胃肠经气；内关为手厥阴心包经之络穴，沟通三焦，又为八脉交会穴，通于阴维脉，"阴维为病苦心痛"，取之可畅达三焦气机，和胃降逆而止痛；公孙为足太阴脾经之络穴，调理脾胃而止痛，也为八脉交会穴，通于冲脉，"冲脉为病，逆气里急"，与内关相配，专治心、胸、胃病症，足三里乃胃之下合穴，"肚腹三里留"，凡胃脘痛，不论其寒热虚实，均可用之通调腑气、和胃止痛。

【配穴】胃肠积热者加曲池、内庭；肝胃不和者加期门、太冲；气滞血瘀者加合谷、天枢、膈俞；脾胃虚寒者加脾俞、胃俞；胃阴不足者加太溪、三阴交；胃病剧烈者加梁门、至阳；大便秘结或溏泄者加天枢、上巨虚；黑粪可加血海、膈俞。

【操作】诸穴均常规操作；胃肠出血期间腹部腧穴不宜直刺、深刺。急性发作期每日治疗1次，间歇期隔日或每周治疗2次。

2．拔罐治疗

方法1：定罐或血罐法，取肝俞、脾俞、胃俞、中脘、梁丘、足三里等穴位。

方法2：在背部脊柱胸7～胸12棘突旁寻找压痛点，留罐10分钟，每日1次。

小贴士

以下民间偏方对胃及十二指肠溃疡防治也有作用。

（1）延胡索（元胡），30 克，天仙子 3 克，共研细末，每次服 1 克，饭前或饭中温开水冲服，每日 3 次，连续服用。

（2）海螵蛸（乌贼骨），30 克，研成细末，每次服 6 克，温开水冲服，日服 3 次，连续服用。

（3）益母草 30 克，大米 60 克，共煮粥食用，治胃痛日久不愈。

（4）佛手 10 克，用沸水冲泡，代茶饮，治胃脘痛。

（5）蒲公英 30 克，山药 15 克，水煎服，每日 2 次，用于消化性溃疡。

（6）陈皮 6 克，海螵蛸（乌贼骨），9 克，共研细末，开水冲服，连用两个月。

（7）甘草粉 330 克，海螵蛸（乌贼骨），粉 180 克，两味和匀，每晨用 2 茶匙，以开水调成糊状，空腹服用。连续服用，对深度胃溃疡和十二指肠溃疡有显效。

（8）甜瓜子 20 ～ 30 克，晒干、捣碎，加水 400 毫升，蜂蜜适量，煎煮 20 分钟，温服，日服 2 次。

（9）珍珠层粉每次 1 克，每日两次，开水送服，连服 20 ～ 30 天。

（10）生甘草 30 克，杭白芍 15 克，水煎服。

（11）番茄汁、土豆汁各半杯，混合服下，早晚各 1 次。

（12）肉桂、当归各 30 克、吴茱萸 10 克、鸡内金 2 克，陈红曲 30 克，共研细末，炼蜜为丸，每日 2 丸（3 克），早晚服，开水送下。

二十、晕厥

晕厥是指骤然起病而发作短暂的意识和行为的丧失。其特征为突然眩晕、行动无力，迅速失去知觉而昏倒，数秒或数分钟后恢复清醒。西医学的一过性脑缺血发作可见晕厥症状。

本病多因元气虚弱，病后气血亏虚，或产后失血过多，每因劳累、骤然起立等使经气一过性紊乱，气血不能上荣清窍，阳气不能输布四肢而致；也可因情绪异常波动，导致经气逆乱，清窍受扰而突发昏厥。

本病以患者自觉头晕乏力，眼前发黑，甚则突然昏倒，意识丧失，不省人事为临床特征。若素体虚弱，伴有面色苍白，四肢厥冷，头晕眼花，汗出者，多为气血虚弱；若因外伤、恼怒而发，突然昏仆，不省人事，牙关紧闭，四肢厥冷者，为气滞血瘀。

1．针刺治疗

【治则】醒神开窍。以督脉、手厥阴经穴为主。

【主穴】水沟、中冲、涌泉、足三里。

【配穴】气血虚弱者加气海、关元、百会；气滞血瘀者加合谷、太冲。

【方义】水沟开窍醒神；中冲为心包经井穴，可调理阴阳经气紊乱，为治疗昏厥的要穴；涌泉可激发肾经经气，最能醒神开窍，常用于昏厥重症；足三里补益气血。

2．拔罐治疗

方法1：取穴肝俞、肺俞、心俞、膈俞、气海、胃俞。留罐3～5分钟，以皮肤红晕充血为度。

方法2：取穴神阙、足三里。选择适当的罐，拔于神阙和足三里上，留罐10～15分钟，至皮肤出现红色瘀血为度，每日1次，6次为1个疗程。

二十一、抑郁症

抑郁症是一种常见的精神疾病，主要表现为情绪低落，兴趣减低，悲观，思维迟缓，缺乏主动性，自责自罪，饮食、睡眠差，担心自己患有各种疾病，感到全身多处不适，严重者可出现自杀念头和行为。抑郁症是精神科自杀率最高的疾病。抑郁症发病率很高，几乎每七个成年人中就有一个抑郁症患者，因此它被称为精神病学中的感冒。抑郁症目前已成为全球疾病中给人类造成严重负担的第二位重要疾病，对患者及其家属造成的痛苦，对社会造成的损失是其他疾病所无法比拟的。造成这种局面的主要原因是社会对抑郁症缺乏正确的认识，偏见使患者不愿到精神科就诊。在中国，仅有2%的抑郁症患者接受过治疗，大量的患者得不到及时的诊治，病情恶化，甚至出现自杀的严重后果。另外，由于民众缺乏有关抑郁症的知识，对出现抑郁症状者误认为是闹情绪，不能给予应有的理解和情感支持，对患者造成更大的心理压力，使病情进一步恶化。中医学认为本病由情志失调、气机郁滞所致。按摩点穴治疗本病的效果良好。嘱患者调情志，保持心情舒畅。

肝气郁结者，常伴有胸胁胀满，脘腹满闷，嗳气频频，不思饮食，大便不调，脉弦；气郁日久化火者，常伴有性情急躁易怒，口苦而干，或头痛、目赤、耳鸣，或胃中嘈杂，泛吐酸水，大便秘结，舌红，苔黄，脉弦数；若兼见咽中不适如有物阻，吞之不下或下之即上，咳之不出，但吞咽并无障碍，胸中窒闷，或兼胁肋胀痛，情绪抑郁，多疑善虑，善太息，舌苔白腻，脉象弦滑者为梅核气；若兼见情绪不稳，感情有时失常，时时悲泣，喜怒无常，每因精神激惹而发病或加重，胸胁胀闷，舌苔薄白，脉沉弦者为脏躁；若兼脘闷纳呆，心悸失眠，头晕乏力，面色不华，舌质淡，脉细弱者，为心脾两虚；如兼眩晕耳鸣，颧色泛红，五心烦热，腰酸膝软，失眠健忘，舌质红赤，苔少或光滑无苔，脉细数，为肝肾阴虚之证。

1．针刺治疗

【治则】疏肝解郁，清神醒脑。针用泻法。

【主穴】人中、太冲、涌泉。

【配穴】哭闹不休加神门、内关；失明加睛明、鱼腰；失语加廉泉、哑门；听力障碍加听宫、听会、翳风；失音加廉泉、通里；瘫痪加曲池、环跳、足三里；尿闭加归来、阴陵泉；呼吸障碍加肺俞、列缺；呕吐加中脘、足三里；震颤、痉挛加阳陵泉、行间；肝气郁结者，加曲泉、膻中、期门；气郁化火者，加行间、侠溪、外关；痰气郁结（梅核气）者，加丰隆、阴陵泉、天突、廉泉；心神惑乱（脏躁）者，加通里、心俞、三阴交、太溪；心脾两虚者，加心俞、脾俞、足三里、三阴交；肝肾亏虚者，加太溪、三阴交、肝俞、肾俞。

【方义】刺人中能清神醒脑；补涌泉、泻太冲有调和肝肾的作用；取内关、神门可清心安神。

2．拔罐治疗

方法 1：走罐法，患者取俯卧位，先用闪火法在背部膀胱经、督脉闪罐，至局部皮肤潮红、微热，再涂抹润滑剂，由上至下吸拔走罐，如此反复，至背部皮肤微紫、起痧。每日 1 次，10 次为 1 个疗程。

方法 2：刺络拔罐法，患者取俯卧位，暴露背部，常规消毒后，用三棱针点刺放血数滴，再将罐吸拔于大椎、膈俞穴上，以出血由暗红转为鲜红为度。

第5章 外科常见病症针罐治疗

一、尿潴留（癃闭）

尿潴留是指小便不利，点滴而出，甚至闭塞不通。多见于慢性前列腺炎、尿路结石、尿道肿瘤、尿道损伤、尿道狭窄等疾患，以及产后妇女、术后患者、中枢神经性疾病患者等。本病属中医学"癃闭"范畴，认为小便的通畅，有赖于三焦气化的正常，三焦气化不利，可导致癃闭发生。

实证尿潴留以发病急，小便闭塞不通，小腹部胀满疼痛为主要临床表现。兼有尿道涩滞不畅，尿赤灼热，烦躁不安，口苦而黏，舌苔黄腻，舌质红赤，脉弦数者属湿热互结下焦；伴有咽干咳嗽，咳痰黄稠，舌红苔黄，脉数者为肺热壅盛；伴有急躁易怒，胸胁胀满疼痛，舌红苔黄，脉弦者属肝郁气滞；伴有下腹部外伤史，舌质紫黯或见紫斑点，脉涩，属瘀血；因手术引起者，有病史可查。

虚证尿潴留以发病缓，小便余沥，排尿无力，尿等待，舌质淡，脉沉细为其临床特点。兼有腰膝酸软，畏寒肢冷，脉象沉迟无力者为肾阳亏虚，气化失职；伴有排尿无力，欲小便而不得出，神疲乏力，面色无华，气短声低，脘闷不适，纳呆，大便溏薄，肛门下坠，舌质淡白，脉沉细而弱者为脾气虚弱。

1. 针刺治疗

（1）虚证

【治则】温补脾肾，通利小便。取足少阳、太阳经穴，背俞穴和任脉经穴。针用补法，或用灸。秩边深刺 2.5 ～ 3.0 寸，以针感向会阴部放射为度。

【主穴】秩边、关元、阴谷、肾俞、三焦俞、气海、委阳、脾俞。

【配穴】中气不足者，加气海、足三里；肾气亏虚者，加太溪、复溜；无尿意或无力排尿者，加气海、曲骨。

【方义】关元为任脉与足三阴经交会穴，能温补下元阳气，鼓舞膀胱气化；秩边为膀胱经经穴，可疏导膀胱经气。肾阳不足，命门火衰，脾胃虚弱，中气不足，治当温补脾肾，益气助阳，故取肾经合穴阴谷，配肾俞、脾俞以补益脾肾之气，启闭利尿。又因脾肾气虚导致三焦决渎无权，或肝郁气滞，疏泄不及，影响三焦水液的运行及膀胱的气化功能，通调受阻，故取三焦俞及其下合穴委阳以通调三焦，化气行水，通利小便。复灸任脉经穴气海温补下焦元气，以助膀胱气化，启闭通尿。

（2）实证

【治则】清热利湿，行气活血，通利小便。取足太阴、太阳经穴及任脉经穴为主，针用泻法。

【主穴】三阴交、阴陵泉、膀胱俞、中极。

【配穴】湿热内结者加委阳；邪热壅肺者加尺泽；肝郁气滞者，加太冲、大敦；瘀血阻滞者，加曲骨、次髎、血海。

【方义】本证多因湿热下注，交阻尿道，故取足太阴合穴阴陵泉配三阴交疏通足三阴的经气；膀胱为州都之官，所以在分利湿热的同时取膀胱俞、中极，俞募相配，疏通下焦气化而通利小便。

2．拔罐治疗

方法 1：定罐法取肾俞、膀胱俞、关元、中极、阴陵泉、三阴交、太溪、太冲等穴位，留罐 10 ～ 15 分钟，每日 1 次。

方法 2：三棱针点刺：湿毒上犯喘息加尺泽、少商放血；心烦刺内关；

神昏加人中、中冲放血。

二、尿失禁

尿失禁指患者不能控制排尿，致使尿液淋漓不尽，不自主外溢，或在咳嗽、喷嚏等腹压增加时有少量尿液外溢。多见于经产妇、体质虚弱和年老的妇女，男性老年人，如果体质虚弱或患有前列腺肥大时也可发生本病，其他亦可见于老年动脉硬化者，大脑皮质支配膀胱及尿道括约肌的功能障碍；或尿道括约肌受损、手术后疼痛等原因引起的膀胱收缩无力或膀胱、尿道括约肌松弛。

本病属中医学"尿漏""尿崩"范畴，认为是由于肾气虚弱，膀胱气化失职，开阖不利，或膀胱湿热，经气受损，通调无权所致。本病有如下证型。①肾气不固：小便不禁，尿液清长，神疲怯寒，腰膝酸软，两足无力，舌质淡、苔薄，脉沉细无力。②脾肺气虚：尿意频急，时有尿自遗，甚则在咳嗽、谈笑时也可出现尿失禁，小腹时有坠胀，面白气短，舌淡，脉虚软无力。③湿热下注：小便频数，排尿灼热，时有尿自遗，馊赤而臭，舌质偏红、苔黄腻，脉细滑数。④下焦瘀滞：小便不禁，小腹胀满隐痛，或可触及肿块，舌质黯或有紫斑、苔薄，脉涩。

1. 针刺治疗

【治则】肾气不固、脾肺气虚者补气固本，针、灸并用，补法；湿热下注、下焦湿滞者清热化湿，以针刺为主，用泻法。

【主穴】以肾和膀胱的俞穴、募穴为主。中极、膀胱俞、肾俞、三阴交。

【配穴】肾气不固加关元、命门补肾固本；脾肺气虚加肺俞、脾俞、足三里补益肺脾；湿热下注加阴陵泉、行间清利湿热；下焦湿滞加太冲活血行滞。

【方义】中极、膀胱俞为俞募配穴。可调理膀胱气机，增强膀胱对尿液的约束能力；肾俞补肾固涩，三阴交为足三阴经交会穴，可调理脾、肝、肾的气机。四穴相配，共奏益肾固尿之功。

【操作】刺中极、关元穴时针尖朝向会阴部；肺俞应斜刺 0.5 ～ 0.8 寸，不可直刺、深刺；关元、命门多用灸法；其他腧穴常规针刺。

2. 拔罐治疗

选穴：关元、中极、水道、归来、三焦俞、命门、肾俞、膀胱俞穴。

留罐法选前身和背部各 2 ～ 3 个穴位留罐 10 ～ 15 分钟。

三、慢性前列腺炎

慢性前列腺炎是成年男性常患的一种泌尿系统疾病，中年人较多见。常因细菌侵犯后尿道，经过前列腺管而入腺体引起发炎；另外性生活过度频繁、过度节制或性交中断、慢性便秘等都可引起前列腺慢性充血，使前列腺分泌物长期淤积，腺体平滑肌张力减退，从而导致前列腺的慢性炎症。临床主要表现为：尿频、尿后滴尿、尿道灼热、尿初或尿末疼痛；疼痛常放射至阴茎头和会阴部；便后或尿后尿道口常有白色分泌物渗出；伴有下腰部酸痛，小腹及会阴区坠胀、不适，以及性欲减退、遗精、早泄、射精痛和阳痿等。本病属中医学"淋证""尿浊""癃闭"范畴，认为由肾虚、湿热下注而成。

1. 针刺治疗

【治则】急性期以清利下焦湿热为主，只针不灸，泻法；慢性期以健脾补肾、分清别浊为主，针、灸并用，用补法或平补平泻。

【主穴】以足太阴脾经腧穴为主。关元、三阴交、秩边、阴陵泉。

【配穴】湿热下注加中极、曲骨清热利湿；脾虚气陷加气海、脾俞益气升阳；肾气不足加肾俞、关元、太溪补肾固摄。

【方义】关元是任脉与足三阴经的交会穴，三阴交也为足三阴经交会穴，二穴相配，调理肝、脾、肾，主治各种泌尿、生殖系统疾病；秩边通利膀胱气机，分清别浊；阴陵泉清利下焦湿热。

【操作】诸穴均常规针刺；中极宜向下斜刺透关元或向下斜刺透曲骨，不可直刺、深刺，以免伤及膀胱。

2．拔罐治疗

（1）湿热内蕴。

①选穴：肾俞、中极、阴陵泉、三阴交。

②拔罐方法：针罐法。上述各穴用毫针针刺得气后留针10分钟，拔罐后留罐10分钟，每日1次，10次为1个疗程。

（2）脾肾亏虚。

①选穴：脾俞、肾俞、命门、关元、中极。

②拔罐方法：灸罐法。先用艾条点燃温灸各穴15分钟，以皮肤有温热感及人体感觉舒适为宜，之后吸拔火罐，留罐10分钟，每日1次，10次为1个疗程。

小贴士

（1）前列腺增生忌饮酒：酒是一种有血管扩张作用的饮品，对于外表看不见的内脏器官，乙醇扩张血管引起脏器充血，前列腺当然也不例外。由于一些人有长期饮酒、甚至酗酒的习惯，患慢性前列腺炎就不容易治愈，即使治愈也非常容易复发。忌烟酒，不吃辛辣刺激性食物。对于急性的泌尿生殖系感染，如急性前列腺疾病、急性附睾炎、急性精囊炎等，应给予积极彻底的治疗，防止其转变为慢性前列腺疾病。平时要多饮水，不憋尿，以保持尿路通畅，并有利于前列腺分泌物的排出。

（2）前列腺增生忌辛辣食物：辛辣食物，如大葱、生蒜、辣椒、

胡椒等刺激性食物会引起血管扩张和器官充血，某些患慢性前列腺疾病的患者有吃辛辣食物的饮食习惯，常常在疾病症状较重时能够节制，但症状缓解时又故态复萌，这也是引起前列腺疾病迁延难愈的重要原因。为了避免前列腺组织长期、反复地慢性充血，必须忌酒、戒辛辣。慢性前列腺疾病患者一定要克服这些不良嗜好，尤其在疾病的缓解期，更应注意持之以恒，以免因一时的痛快而加重病情，导致长时期的痛苦。

四、阳痿

阳痿是指男子未临性功能衰退时期，出现阴茎不能勃起或勃起不坚，影响正常性生活的病症。依据致病原因分为：精神性阳痿，血管性阳痿，神经性阳痿包括颅内疾病、脊髓损伤和脊髓疾病、周围神经功能障碍，内分泌性阳痿包括原发性生殖腺功能低下、继发性生殖腺机能低下、高泌乳素血症、甲状功能亢进甲亢、甲状腺功能减退（甲减）等，药物及生殖器官本身疾病如尿道下裂和尿道上裂等。

中医学认为阳痿与肝、肾、阳明三经有密切关系，主要原因有肾气虚弱、劳伤心脾、七情内伤、湿热下注。肾阳亏虚、下元虚寒者，常伴有腰膝酸软、畏寒肢冷、小便清长、遗精滑精、神疲乏力等症；心脾两虚者，常因劳神过度，暗耗心血导致，多伴有心悸气怯、神疲乏力、失眠多梦、头晕健忘、遗精滑泻等症；湿热下注者，多有阴囊潮湿、小便黄臭、早泄等症。

1. 针刺治疗

【治则】补肾填精。以任脉、督脉、足太阴、足太阳经穴为主，辅以背俞穴。

【主穴】关元、三阴交、肾俞、命门。

【配穴】肾阳亏虚加命门；肾阴亏虚加太溪、复溜；心脾两虚加心俞、脾俞、足三里；惊恐伤肾加志室、胆俞；湿热下注加会阴、阴陵泉；气滞血瘀加太冲、血海、膈俞；失眠多梦加内关、神门、心俞；腰膝酸软加命门、阳陵泉。

【方义】关元为足三阴经与任脉交会穴，取之振奋肾中阳气；三阴交为足三阴经交会穴，取之补益肝肾；肾俞、命门补肾气。

2．拔罐治疗

虚证取穴肾俞、关元、气海、阴陵泉、足三里、八髎、百会。实证取穴中极、阴陵泉、大椎、曲池、血海、三阴交。留罐 15 分钟，每日 1 次。

附：遗精、早泄

遗精是指在无性生活状态下发生的精液遗泄。健康未婚男子，每月有 1～2 次遗精，符合正常生理规律。如果未婚男子遗精次数过多，或婚后性生活规律，仍然多次遗精，都属于病态，多见于神经衰弱、精囊炎、睾丸炎等。中医学把有梦而遗称"梦遗"，无梦而遗称"滑精"，认为是由肾气不固所致。

遗精多属功能性，因此在治疗的同时，认真对患者进行解释和鼓励，消除患者的疑虑，使其正确对待疾病。由某些器质性疾病引起的遗精、滑精，应同时治疗原发病。在临睡前，热水泡脚 15 分钟，然后按涌泉，有利于巩固疗效。

早泄常为阳痿的前驱症状，或二者共同存在，故应早作治疗。注重精神调养，正确对待性生活，即使确实患有本病，亦要放下包袱，积极治疗。同时妻子要温存体贴，帮助患者树立信心，而不要抱怨，施加心理压力。坚持参加适度的体育活动，如散步、慢跑、体操、球类、太极拳等，以不感劳累为度。饮食调理偏于补益，忌生冷寒凉。

心肾不交者，常伴有失眠多梦、精神不振、体倦乏力、头晕健忘、心烦不宁、阳强易举等症；肾精亏虚，精关不固者，多伴有遗精频作、头晕目眩、失眠健忘、畏寒肢冷或潮热盗汗、阳痿早泄；湿热下注者，常伴有小便浑浊不清、大便溏薄、黏滞不爽。

1. 针刺治疗

【治则】补益肾精、益气固摄。以任脉、背俞穴，手、足少阴经穴为主。

【主穴】关元、大赫、志室、肾俞、三阴交。

【配穴】心肾不交加心俞、神门、太溪；肾精亏虚加肾俞、太溪；心脾两虚加神门、厉兑、百会；湿热下注加阴陵泉；阳虚自汗、畏寒肢冷加阴郄、足三里；神疲气怯加肺俞；梦遗加心俞、神门、内关；滑精加肾俞、太溪、足三里。

【方义】关元为足三阴经与任脉交会穴，为人体元气之根本，配志室、大赫共奏补肾滋阴、固摄精关之功。梦遗加心俞、神门、内关以清心安神，交通心肾；滑精加肾俞、太溪以滋补肾阴，配足三里调理脾胃，助生化之源，并可兼清化湿热。

2. 拔罐治疗

取穴：肾俞、关元、气海、三阴交，留罐15分钟，每日1次。梦遗加心俞、中封；失眠加神门；头昏加百会。滑精加命门、志室；自汗加足三里、阴郄；少气加肺俞。

小贴士

早泄是行房时阴茎刚插入或未插入阴道而射精，导致阴茎萎软而不能进行正常性交。临床上一般有两种表现：一是行房事时，男子阴茎勃起，尚未性交，便已射精；二是在刚开始性交就立刻射精，随之阴茎软缩。早泄的病因绝大多数为心理性的，如青少年患手淫

癖，婚前性交，婚外性生活，夫妻性关系不和谐，多会导致心情焦虑，情绪紧张，使大脑或脊髓中枢兴奋性增强而致早泄；另有少数为器质性病变引起，如慢性前列腺炎、精囊炎、包皮系带短、尿道下裂等。中医学认为多因湿热或相火扰动，或肾气亏虚，精关失固，精液封藏失职而致。

五、颈椎病

颈椎病是指颈椎段脊柱的临床疾患，它包括的范围很广。确切地说，颈椎病是指颈椎椎间盘、颈椎骨关节、软骨、韧带、肌肉、筋膜等所发生的退行性改变及其继发性改变，致使脊髓、神经、血管等组织受损害（如压迫、刺激、失稳等）所产生的一系列临床症状，因而又称为颈椎综合征。中医学将颈椎病划入"痹证"范畴。

颈椎病虽然指颈部的疾患，但不能简单认为颈椎病是一种单一的疾病，颈椎病是一个受多种因素影响的综合症候群。因为颈椎位于人体脊柱的上端，而脊柱是体内最重要的健康中枢，整个脊柱中所含的脊髓是人体二级生命中枢，仅次于人体一级生命中枢——头颅。另外，颈椎的位置还靠近人体的咽喉"要塞"，不仅要上承头颅的重量，还要下接活动性较小的胸椎和颈椎，既要负重，又要灵活活动。由于颈椎所处的位置特殊，因颈椎退变而导致的颈椎疾患，会对人体整体健康产生一系列影响。

从临床症状来看，颈椎病变不但会刺激到血管，引起头晕和以头晕为代表的一系列症状反应，而且会刺激到神经，会感觉到手麻、手痛，活动不便，刺激到颈部脊髓，问题就更严重了，会影响到内脏功能、下肢行走等重要功能。从具体症状来看，颈椎病也是引起血压不稳、心脑血管病及慢性五官科疾病的重要原因。它会引起眩晕、耳鸣、记忆力差、心慌、胸闷、心律失常、胃痛和胃肠功能紊乱等多种症状，所以说颈椎病同时也是一种全身性综合性疾病。

颈椎病表现为颈肩痛并放射至臂部或手指，颈部活动受限，重者可伴有手指发麻无力及头晕耳鸣等。若属劳伤筋骨者，以疼痛、颈部活动受限为主；若属风寒外袭者，可伴有颈肩部恶寒怕冷，疼痛受寒加甚；若属肝肾精亏者，常伴有头晕、耳鸣、耳聋等症。

1. 针刺治疗

【治则】活血通经。以颈夹脊及手足太阳、足少阳经穴为主。用毫针泻法或平补平泻法。

【主穴】大椎、风池、颈夹脊、天柱、肩井、后溪、合谷、外关。

【配穴】劳伤筋骨者，加膈俞、肩髎、养老；肝肾精亏者，加肝俞、肾俞、阳陵泉；风寒外袭者，加风门、风池、外关。

【操作】夹脊穴的刺入方法：取 28～30 号 1.5～2.0 寸毫针，向夹脊方向呈 75°角刺入或旁开夹脊穴 0.5 寸呈 45°角刺入，至针尖有抵触感时退针 5 分，采用提插结合捻转法尽量促使针感传导。疼痛重者用紧提慢插法，肢体麻凉明显者紧插慢提。留针 20 分钟，每 5 分钟运针一次。

2. 拔罐治疗

风寒外袭型选风池、大椎、曲池、昆仑穴；气滞血瘀型选大椎、膈俞、颈椎夹脊穴；肝肾不足型选风池、天柱、三阴交、颈椎夹脊穴。风池、昆仑针刺，余穴拔罐，留罐 5～10 分钟，每日 1 次。

方法 1：选穴大椎、肩外俞、风门。每次选穴 1～2 个，用三棱针迅速刺入 0.5～1 分，随即迅速退出，以出血为度，后拔罐，留罐 10～15

分钟。去罐后头部做旋转运动，每 3～5 日 1 次，一般治疗 3 次。

方法 2：选穴颈椎棘突 5、6、7 和大椎、风门（双）、肺俞（双）。诸穴可交替选用，用七星针叩打至出血，后拔罐 5～10 分钟，每穴拔出瘀血 1～3 毫升。伴有神经根刺激征者，沿手阳明经及手太阴经循行路线选穴施治。每周治疗 2～3 次。

方法 3：辨证取穴。颈部不适选颈灵（4～5 颈椎之间）、天宗；配穴：太阳、百会。臂痛取肩中俞、颈灵，配少冲、关冲；后背痛选颈灵、臂臑，配阳溪、商阳。用七星针叩打或三棱针点刺至出血，后拔罐，每穴出血 1 毫升起罐。7 日 1 次，3 次为 1 个疗程。

方法 4：在颈部寻找病变颈椎旁压痛点，或患侧肩臂麻痛、索条、硬结激发点为挑治部位。若无明显压痛点，可在骨质增生部位的椎体棘突间旁开 1～2 厘米处为挑治部位。每次选 2～3 点，用 0.5% 利多卡因皮内、皮下做浸润麻醉后，将皮肤挑破长 0.3～0.5 厘米横口，挑断皮下纤维索条，锥针尖在肌肉内做上下左右剥离，有酸麻胀感觉时退出针身，然后迅速在术口处拔火罐，见火罐内积血 5～10 毫升时起罐，用消毒纱布包扎。7～10 日挑治 1 次，2 次为 1 个疗程。

方法 5：分两组。一组为大椎、肩中俞、肩外俞；二组为大杼、肩井、肩髃。每次选用一组或两组全用。先用梅花针叩刺至皮肤发红，并有少量出血，然后拔罐 10～15 分钟，以拔出瘀血为度。每日或隔日 1 次，10 次为 1 个疗程。

方法 6：用梅花针叩刺病变椎体周围的压痛点、阳性反应物或颈椎 4～7 旁开 0.5 寸处，至皮肤出血后拔罐 5～10 分钟，如此反复 3 次，每次罐内可见黄浊黏液，擦净后用艾条温灸 10 分钟。隔日 1 次，10 次为 1 疗程。

小贴士

　　拔罐对早期的颈椎病可取得较好的临床效果，如配合按摩则疗效更佳。在治疗期间，患者应注意纠正不良的姿势与习惯，避免颈部长时间处在一个姿势，时常做摇颈动作，以缓解颈部肌肉群的紧张与痉挛。在睡眠中，应尽量用低枕，并放于枕后部，以衬托颈曲，防止颈部疲劳。

六、落枕

　　落枕是急性单纯性颈项强直、疼痛，活动受限的一种疾病。本病多由于躺卧姿势不良，枕头过高或过低，枕头软、硬程度不当，使一侧肌群在较长时间内处于高度伸展状态，以致发生痉挛；也有因睡眠时，颈背部当风，受风寒侵袭，致使颈背部气血凝滞，经络痹阻，使局部肌筋强硬不和，活动欠利；少数患者因颈部突然扭转或肩扛重物时，使部分肌肉扭伤或发生痉挛。临床主要表现为：急性起病，早上起床后（颈部活动后）颈部酸痛，强硬不适，转头困难，低头及仰视吃力，头多歪向一侧，动则疼甚，有的患者还牵扯肩背部疼痛。患部僵硬，并有明显压痛。轻者4～5天自愈，重者疼痛严重并向头部及上肢放射，可迁延数周。

　　本病属中医学"颈部伤筋""失枕"范畴，认为多因起居不当，受风寒湿邪侵袭，寒凝气滞，经脉瘀阻。表现为晨起后颈项强痛、活动受限，头向患侧倾斜，俯仰摇头均感困难，患处有明显压痛，患侧肌肉紧张，严重时项背牵拉痛并向同侧肩部和上臂放射。偏于风寒者，兼见恶风畏寒，掣痛明显；湿邪为患者，伴有酸困乏力，肢体困倦；颈部受伤者为气滞血瘀。

1. 针刺治疗

【治则】疏风祛寒、温通经络、舒筋活血、解痉止痛。以局部阿是穴及手太阳、足少阳经穴为主。

【主穴】外劳宫、阿是穴、肩井、后溪、悬钟。

【配穴】风寒袭络者，加风池、合谷、肝俞；湿盛者配委中、脾俞；气血瘀滞者，加内关及局部阿是穴；肩痛者，加肩髃、外关、阳陵泉；背痛者，加天宗。

【操作】毫针泻法。先刺远端穴后溪、悬钟，持续捻转，嘱患者慢慢活动颈项，一般疼痛可立即缓解。再针局部的腧穴，可加艾灸或点刺出血。

【方义】外劳宫是治疗本病的经验穴。手太阳、足少阳经循行于颈项侧部，后溪、悬钟分属两经腧穴，与局部阿是穴合用，远近相配，可疏调颈项部经络气血，舒筋通络止痛。平泻风池能疏风解表；悬钟为足三阳之大络，平补平泻能通调项背经气而去痛；大杼可强健筋骨；针灸项背痛点能直接散风寒；取肝俞能活血通络；刺委中、脾俞有化湿健脾之功；外关可通肩项之经气，阳陵泉为筋之会穴，两穴合用有通筋活络的作用。

2. 拔罐治疗

方法1：肌肉扭伤选肩井、后溪、阿是穴。感受风寒选肩井、曲池、风池、悬钟、阿是穴；风池、后溪针刺，余穴拔罐，留罐10～15分钟，每日1次。

方法2：取穴阿是穴、大椎、风池、肩井、天宗。风池针刺，余穴拔罐，留罐10～15分钟，至皮肤出现红色瘀血为度。隔日1次，3次为1个疗程。

方法3：分两组。一组为大椎、肩外俞、风门；另一组选阿是穴。第一组每次选用1～2穴，用三棱针迅速刺入0.5～1.0分，随即退出，以出血为度。后拔罐，留罐10～15分钟，起罐后头部做旋转运动。每3～5日治疗1次。第二组用梅花针中度叩打，使皮肤微见渗血，后拔罐，留罐5分钟。

方法 4：医者用叩诊锤中度叩击患侧颈项部，从风池至肩井，使皮肤微红。用梅花针由轻至重弹刺，重叩风池、肩井及压痛点，令微渗血。在弹刺部位拔罐，留罐 10 ～ 15 分钟，嘱患者活动颈项，做回顾仰俯动作。

小贴士

　　拔罐疗法治疗本病效果较好，配合推拿、药物、热敷则效果更佳。对于急性期的患者，一般 1 ～ 3 次即可治愈；慢性反复发作者多次治疗效果也较好，反复发作者应考虑颈椎病。在治疗期间，注意保暖，治疗后注意适当活动。平时注意正确的睡眠姿势，枕头高低、软硬要适度；劳作时注意防止颈部肌肉的扭伤。

七、三叉神经痛

三叉神经痛系指三叉神经分布区反复出现的阵发性短暂剧烈的疼痛。它的临床表现为：突然发作闪电样短暂的剧痛，性质如刀割样、钻刺样、火灼样或撕裂样。发作常无先兆，且严格限制在三叉神经感觉支配区内。疼痛持续数秒钟至 1 ～ 2 分钟。疼痛多为一侧性，常因面部非常动作或触碰面部某一点（称"扳机点"）而触发。

三叉神经痛的发病与三叉神经非化脓性感染或病毒感染有关，受寒、劳倦或情绪过激往往是诱发本病的原因。本病属中医学"头风""眉棱骨痛""面痛"的范畴，认为多因寒邪侵袭经络或痰湿闭络，致气血流通受阻所致。

三叉神经痛的主要症状以面部三叉神经分布区发生短暂的闪电样或烧灼样剧痛为特点。寒邪侵袭者疼痛剧烈，每次发作时间较短，间歇期症状可完全缓解，多发生于第二支、第三支，每天可反复发生数次，同时可伴随有恶风寒，每当洗面、喝冷饮、咀嚼食物、情绪激动时诱发；痰湿阻滞者表现为间歇阵发性刺痛或酸痛，时轻时重，伴有神疲体倦，胸闷不适等症状。

1. 针刺治疗

【治则】以分部近取与循经远取相结合。针用泻法，持续捻转。

【主穴】第一支：攒竹、阳白、鱼腰、合谷、三间、内庭。

第二支：四白、巨髎、颧髎、下关、合谷、三间、内庭。

第三支：承浆、颊车、下关、合谷、三间、内庭。

【操作】鱼腰斜向下方刺入，待有针感传至眼及前额时，提插20～50次；四白斜向上方约45°角刺入，待有针感传至上唇或上牙时，提插20～50次。

【方义】分部取穴，具有疏通患部经气，以达"通则不痛"之目的。远部循经取穴，以通调经气。

2. 拔罐治疗

方法1：①太阳、地仓、攒竹；②太阳、颧髎、颊车。先取①组，以太阳透地仓、攒竹。施捻转的泻法1分钟；然后取②组用刺络拔罐法，每罐拔出血量5毫升。每日1次。

方法2：①大椎、风池、合谷、下关、颊车、四白、口禾髎，均取患侧；②阿是穴。先用毫针捻转之泻法，留针15分钟，每5分钟运针1次。出针后在患侧太阳、阳白、颧髎、下关、巨髎处寻找痛点，任选2穴用三棱针点刺2～3点（刺入皮下或皮内），然后加火罐于点刺处令之出血1～2毫升。每日1次或隔日1次，10次为1个疗程。

方法3：梅花针叩刺后拔罐法，选穴：下关、太阳、合谷、太冲、肝俞。先在太冲、肝俞穴上用梅花针叩刺至出血，然后诸穴拔罐，留罐10～15分钟。每日1次。

方法 4：主穴以合谷，配下关透迎香、颊车透地仓、风池、太阳，针刺行捻转提插泻法，留针 20 分钟。隔日行背部大椎、肺俞刺络拔罐。用挑刺拔罐法。

方法 5：主穴取合谷、翳风、阿是、背部反应点，加减配穴阿是、大椎点刺拔罐，每日 1 次，每次 40 分钟，10 次为 1 个疗程，疗程间休息 3 天。

> **小贴士**
>
> 　注意事项：原发性三叉神经痛较顽固，应坚持治疗。继发性应查明病因积极治疗原发病。注意休息，避免刺激性食物和受凉。

八、肩关节周围炎（肩周炎）

全称为肩关节周围炎，简称肩周炎，发病年龄大多在 40 岁以上，女性发病率略高于男性，且多见于体力劳动者。由于 50 岁左右的人易患此病，所以本病又称为"五十肩"。肩周炎祖国医学称之为"漏肩风""冻结肩""五十肩"等，是以肩关节疼痛为主，先呈阵发性酸痛，继之发生运动障碍的一种常见病、多发病。患有肩周炎者，自觉有冷气进入肩部，也有患者感觉有凉气从肩关节内部向外冒出，故又称"漏肩风"。其病变特点是广泛，即疼痛广泛、功能受限广泛、压痛广泛。

肩关节周围炎，是因肩关节周围肌肉、韧带、肌腱、滑囊、关节囊等软组织损伤、退变而引起的关节囊和关节周围软组织的一种慢性无菌性炎症。它的临床表现为起病缓慢，病程较长，病程一般在 1 年以内，较长者可达到 1 ～ 2 年。肩部疼痛，可为阵发性或持续性，急性期时疼痛剧烈，夜间加重，活动与休息均可出现，严重者有触痛，疼痛时汗出难耐，不得安睡，部分患者疼痛可向前臂或颈部放射。肩关节活动受限，尤以外展、外旋、后伸障碍显著，病情严重者不能刷牙、洗脸、梳头、脱衣、插衣兜等，甚至肩周局部肌肉萎缩等。

肩周炎的发病首先发生一侧肩部疼痛、酸痛或跳痛，夜间痛甚，初起因畏痛而不敢活动，久则产生粘连和挛缩，活动受限，尤以外展、上举、背伸时明显，甚者肩关节失去活动能力。主要症状是肩痛，有时放射到上臂，夜间疼痛明显，肩关节活动受限，影响洗脸、背手、梳头和穿衣等，给患者的日常生活带来极大的不便。

中医学认为肩周炎的形成有内因、外因两个因素。内因是年老体弱，肝肾不足，气血亏虚。外因是风寒湿邪，外伤及慢性劳损。另外，肩部的骨折、脱位，臂部或前臂的骨折，因固定时间太长或在固定期间不注意肩关节的功能锻炼亦可诱发关节炎。

风寒侵袭经脉常伴有畏风恶寒，遇寒痛甚，得温痛减；气滞血瘀多有肩部有外伤或劳作过度史，且疼痛明显、拒按；气血虚弱者表现为肩部酸痛，劳累加重，或伴见头晕目眩，四肢乏力。分经辨证：肩后部压痛明显者，多属手太阳经；肩前部压痛明显者，多属手阳明经；肩外侧部压痛明显者，多属手少阳经。

1. 针刺治疗

【治则】通经活络，温经养血，舒筋止痛。以局部阿是穴及手阳明经、手少阳经、手太阳经经穴为主。用泻法。先刺远端配穴，做较长时间的手法，运针后鼓励患者运动肩关节。肩部穴位要求有强烈的针感。可加灸法。

【主穴】肩髃、肩髎、肩贞、肩前、阳陵泉、天宗、阿是穴。

【配穴】手太阳经证者，加后溪；手阳明经证者，加合谷；手少阳经证者，加外关。风寒侵袭者，加合谷、风池；气滞血瘀者，加内关、膈俞；气血虚弱者，加足三里、气海，用补法；体虚可温灸肝俞、膈俞、脾俞；

气虚可温灸气海、肾俞、膀胱俞。

【方义】肩髃、肩髎、肩贞分别为手三阳经穴，加阿是穴和奇穴肩前为局部取穴，均取疏通肩部经络气血，活血祛风止痛之功。阳陵泉为筋之会穴；条口透承山为临床经验取穴。大杼为骨之会穴，有调和筋骨气血的作用。刺曲池、肩髃、足三里，能旺盛阳明气血而行气通络、祛湿止痛；温灸有关背俞和气海可补益气血。

2. 拔罐治疗

方法 1：走罐法。病变局部或痛点，或痉挛、萎缩的肌肉上，重点在痛点，外加条口穴用血罐。

方法 2：血罐法。取穴尺泽、曲泽、曲池、肩前、阿是穴。留罐 20 分钟，每日 1 次。

方法 3：交替取肩前（经外奇穴）、大椎穴。用三棱针迅速刺入穴位 2～3 分，随即退针使其出血，如血液不畅可于针孔周围按压；选肩井、肩俞、天宗、肩贞、天泉、大椎穴拔罐，且可走罐，每次治疗 20 分钟，每 2 日 1 次，10 日为 1 个疗程。

方法 4：取穴肩前、肩贞、肩井、臑俞、阿是穴。拔罐 5～15 分钟，待局部出现红晕或紫绀后取下，用三棱针点刺使局部出血后再行拔罐，每罐出血量 10～20 毫升，每次取穴 2～3 个，每 3 日 1 次，3 次为 1 个疗程，疗程间休 3～5 天。

小贴士

拔罐对本病疗效较好，若积极配合针灸、按摩、药物等疗法，则效果更佳。在治疗期间，应积极进行肩关节功能锻炼，如肩外展，肩外旋，肩上举，擦汗、展旋等动作。保持双肩温暖，避免受寒，以防加重症状或复发。

九、急性腰扭伤

急性腰扭伤又称为"闪腰"，是指腰部的肌肉、筋膜、韧带、椎间小关节、腰骶关节或骶髂关节因过度扭曲或牵拉超过腰部正常活动范围所致的急性损伤。本病在中医学中属于"腰痛"范畴。本病的诊断较为简单，患者往往有明确的外伤史，结合临床症状和体征，并结合 X 线片所见，排除其他可引起腰部疼痛的疾病，即可明确诊断。诊断依据为：①多有腰部明确外伤史。②伤后腰部立即出现剧烈疼痛，疼痛为持续性，休息后可减轻但不消除，咳嗽、喷嚏、用力大便时可使疼痛加剧。③腰部不能挺直，行走不便，严重者卧床难起，辗转困难。④腰肌痉挛，压痛明显。压痛最明显的部位即多为损伤之处。⑤直腿抬高试验阳性。⑥ X 线片多无异常显示，可排除关节突峡部或横突骨折。

急性腰扭伤的预防要严格遵守操作规程，应熟悉生产技术，防止蛮干，杜绝、减少工伤的发生率。尽可能改善劳动条件，以机械操作代替繁重的体力劳动。劳动时注意力要集中，特别是集体抬扛重物时，应在统一指挥下，齐心协力，步调一致。掌握正确的劳动姿势，如扛、抬重物时要尽量让胸、腰部挺直，髋膝部屈曲，起身应以下肢用力为主，站稳后再迈步；搬、提重物时，应取半蹲位，使物体尽量贴近身体。加强劳动保护，在做扛、抬、搬、提等重体力劳动时，应使用护腰带，以协助稳定腰部脊柱，增强腹压，增强肌肉工作效能。若在寒冷潮湿环境中工作后，应洗热水澡以祛除寒湿，消除疲劳。尽量避免弯腰性强迫姿势工作时间过长。

1．针刺治疗

【原则】活血通络，祛瘀止痛。

【主穴】痛点、肾俞、大肠俞、腰阳关。

操作方法：取俯卧位；每日1次，10次为1个疗程，直到腰痛痊愈。或用针加灸，每日1次，10次为1疗程。

【方义】疼痛在腰脊部，为督脉、足太阳经证，腰阳关，秩边穴可温肾阳、逐寒湿、活气血、通经络，从而达到治疗腰肌劳损的作用。

2. 拔罐治疗

方法1：选穴阿是穴、委中（患侧）。用三棱针点刺阿是穴至微出血，并薄薄地涂一层液状石蜡（石蜡油），行走罐，罐中有瘀血时起罐，然后在委中穴点刺出血数滴。每日1次，3次为1个疗程。

方法2：主穴阿是穴、肾俞、腰阳关、大肠俞，配穴腰俞、中脘、殷门。先取主穴，用三棱针点刺至微出血，然后拔罐15～20分钟。配穴按摩加针刺，不拔罐。每日1次，5次为1个疗程。

方法3：委中穴。用三棱针点刺委中穴（若委中穴处有充盈的静脉可直接点刺之）1～3次，在点刺处拔罐5分钟，同时令患者活动腰部，作试探性前俯、后仰及旋转。

方法4：俯卧位，常规消毒，用皮肤针快刺重叩患处皮肤5～6次，至皮肤出血为度。继续用中号玻璃火罐，闪火法分别在压痛处拔罐。每日1次，每次30分钟。

方法5：选穴肾俞、志室、大肠俞、华佗夹脊（腰骶夹脊）、腰阳关。每次选穴2～3个，用梅花针重叩至皮肤微出血，拔罐10～20分钟，以拔出少量瘀血为佳。

方法6：取阿是穴，患者俯卧位，先用皮肤针在阿是穴上重叩出血，然后在该处拔火罐，视出血量多少留罐5～10分钟。取委中穴，在留罐期间，常规针刺双委中穴，用泻法，每3～5分钟运针1次，留针30分钟。

> **小贴士**
>
> 　　拔罐治疗本病可取得满意的效果，若配合按摩则疗效更佳。但急性腰扭伤后局部有紫色瘀血者，须 24 小时后拔罐，以免引起出血加重或再次出血。治疗期间，应卧平板床，避免受寒，并进行轻度功能锻炼。

十、慢性腰痛

　　慢性腰痛是一种临床常见病症，多表现为单侧或双侧腰部疼痛，时轻时重，疼痛处多有肌肉痉挛的现象，常伴有腰活动功能受限，影响弯腰、上下床等。造成慢性腰痛的疾病很多，如慢性腰肌劳损、腰骶椎关节炎，增生性脊柱炎、腰椎骶化，急性骶椎裂等病。中医学认为"腰为肾之府"，慢性腰痛与肾虚和感受风寒湿邪有关。腰痛先要查明病因，如有器质性疾病，应先治本。

　　寒湿腰痛，多发于感受风寒湿邪之后，表现为重痛，转侧不利，拘急不可仰俯，痛连腰脊、臀、腿部，常遇气候变化而加重；劳损腰痛，多有陈旧外伤，转侧不利，痛有定处，劳累加重；肾虚腰痛，起病缓慢，痛势绵绵，腰膝酸软乏力，常伴有神疲肢冷或潮热等症状。

　　1. 针刺治疗

　　【治则】据病因采用驱寒湿、通经络、补肾为法。取足太阳、督脉经穴为主。根据证候虚实采用毫针补泻，或平补平泻，或针灸并用。

　　【取穴】肾俞、委中、阿是穴。

　　【配穴】寒湿者，加风府、腰阳关（加灸）；劳伤者，加膈俞、次髎（加拔罐）；肾虚者，加命门、志室、太溪。

【方义】腰为肾之府，取肾俞补益精气，加灸可温散寒湿，通经活络；循经远取委中，以疏通太阳经脉之气，为治疗腰脊疼痛的要穴；局部阿是穴有通经活络止痛之效；风府、腰阳关同属督脉经穴，可祛风散寒，通利阳气；膈俞为血之会穴，配次髎可通利膀胱经气，活血化瘀；命门、志室可填补肾中真阳，太溪为足少阴经原穴，为脏病取原意。

2．拔罐治疗

方法 1：走罐法，选压痛点。在罐口上涂一层凡士林，拔罐部位涂抹冷开水，然后拔罐。当罐吸紧后，从上向下移动罐约 2 厘米，即将罐向上提到一定程度火罐倾斜走气即取下，再由下向上照前法操作（也可从脊柱两侧走罐，或绕疼痛点走罐）。每日 1 次，5 次为 1 个疗程。

方法 2：选穴阿是穴、委中。常规消毒，用皮肤针叩刺出血，然后拔罐 10 ～ 15 分钟，每日或隔日 1 次。

方法 3：局部疼痛。常规消毒，用皮肤针重叩局部，使皮肤红晕；或用滚刺筒在局部上下来回滚刺 3 ～ 5 分钟，至皮肤红晕使微出血，然后拔罐 5 ～ 10 分钟。

方法 4：在第 5 腰椎棘突与骶骨间旁约 1.5 寸明显压痛处，用梅花针叩刺至微出血，然后拔罐 10 ～ 15 分钟，以拔出紫色瘀血为度。隔日 1 次，5 次为 1 个疗程。

方法 5：局部经穴、压痛点（或局部暴露之络脉）、委中。先在局部揉按 5 分钟，再用三棱针点刺出血，然后拔罐 5 ～ 10 分钟，每日或隔日 1 次。

小贴士

经穴按摩对腰腿痛有很好的疗效，但需要注意的是按摩虽是腰痛的常用治疗方法之一，但也不可随意进行，须到正规医院。退休职工刘老伯就是这方面的一个事例。有一天，退休的刘老伯腰扭伤，当时虽然感到腰部疼痛，但还能行走，未影响正常工作。没想到第二天晚上，刘老伯在桑拿浴后，请桑拿"按摩师"做按摩，经自称学过中医推拿的按摩师按摩后，却弄得刘老伯痛上加痛，趴在按摩床上起不来了。所以在按摩时一定要找专业按摩师，另外并不是所有的腰痛单靠按摩推拿就都能解决的，特别是找那些没有经过专门培训的人员按摩，将会错上加错。因此，患有腰痛最好还是到正规医院找骨科或推拿按摩科医师诊治，只有对症治疗，才能取得较好的效果。疼痛初期宜休息，卧硬板床；缓解期加强功能锻炼，经常改变体位，不要用力过度，避免感受外邪，注意节制房事。

十一、坐骨神经痛

坐骨神经痛是由多种原因引起沿坐骨神经通路及其分布区发生疼痛的一种综合征，可分为原发性坐骨神经痛和继发性坐骨神经痛两类。继发性坐骨神经痛按受损部位不同又可分为：坐骨神经根炎，最常见的是第4～5腰椎椎间盘纤维环破裂，其次是椎管骨肿瘤、骨结核、蛛网膜炎等；坐骨神经干炎，多由腰骶神经丛及神经干邻近的病变引起，如骶髂关节病变、膨大子宫、子宫附件炎、髋关节炎及肿瘤压迫等。坐骨神经痛临床表现为：先有一侧腰部及臀部疼痛，并向一侧大腿后侧、腘窝、小腿外侧及外踝部扩散。其疼痛特点一般是在持续性钝痛的基础上呈发作性加剧，如刀割样、针刺样或烧灼样，并常常因弯腰、咳嗽等动作及夜间加重。为减轻疼痛，患者被迫采取各种防御姿势：站立时身体重量落于健侧下肢，脊柱凸向健侧；坐位时健侧臀部着椅，患侧臀部落空；卧位时向健侧卧位，患侧髋关节微屈。

本病以腰或臀、大腿后侧、小腿后外侧及足外侧的放射性、电击样、烧灼样疼痛为主症，夜间痛甚，常在咳嗽、打喷嚏、大便用力时疼痛加重。本病多发于青壮年，疼痛多为阵发性或持续性，多见于单侧。劳累和受凉后疼痛常加剧。其病变主要属足太阳、足少阳经脉和经筋病症。

由于病邪偏盛不同，侵犯部位不一，故临床上也表现出不同的症状。如疼痛沿下肢后侧放射的为病在足太阳经；沿髋关节后和下肢外侧放射的为病在足少阳经。

寒邪偏盛者，病多新犯，起病较急，呈阵发性疼痛，疼痛明显，夜间尤甚，沿坐骨神经通路有明显压痛；湿邪偏盛者，起病较缓，以酸痹胀痛为主，坐骨神经通路有轻微压痛，常伴有肢体倦怠等症。

1．针刺治疗

【治则】取足太阳、足少阳经穴为主。一般用泻法，也可配合灸法或拔罐。

【主穴】肾俞、大肠俞、腰 3～5 夹脊、秩边、环跳、殷门、委中、承山、阳陵泉、悬钟（绝骨）。

【操作】环跳、阳陵泉为每次必取穴位。环跳穴宜深刺，大幅度捻转结合提插，使针感放射至足底或足趾，一旦得气即可留针。阳陵泉也须深刺，以同样手法使针感到达足背。

【方义】病邪留滞于腰脊、臀部、腿部，所以选取肾俞、大肠俞、腰 3～5 夹脊、秩边、环跳，并可适当深刺夹脊穴使针感下传，以除深远邪痹；按照疼痛放散部位，分别选取殷门、委中、承山、阳陵泉、悬钟（绝骨）等穴，均用泻法。

2．拔罐治疗

定罐法取脾俞、肾俞、大肠俞、秩边、殷门、委中、承山、环跳、风市、阳陵泉、悬钟等穴位，留罐 15～20 分钟，每日 1 次。

十二、头痛

头痛是临床常见的自觉症状，既可单独出现，亦可并发于其他疾病，如五官疾病、血管及神经系统疾病等。表现为：额部、颞部及枕部的剧烈疼痛，有跳痛、胀痛、搏动性痛，每次发作持续数小时，伴有恶心、呕吐、出汗、心慌、面色苍白或潮红、流泪。

本病属中医学"头痛""头风"范畴，认为由病邪阻络、头部脉络不通所致。针罐疗法主要是对症治疗，治疗前应尽量明确病因，尤其用本法治疗无效时，应及时检查或采用其他疗法，以免延误病情。头痛分外感头痛和内感头痛。①外感头痛：一般发病较急，痛势较剧，多表现为掣痛、跳痛、灼痛、胀痛、重痛，发无休止，多属实证。外感风寒者，头痛多连项背，恶风寒，口不渴，苔薄白，脉浮紧；外感风热者，头胀痛，甚则头痛如裂，恶风发热，面赤口干，舌苔薄黄，脉浮数；外感风湿者，头痛如裹，肢体沉重，苔白腻，脉濡。②内伤头痛：肝阳头痛者，多兼头痛目眩，心烦易怒，面红目赤，口干苦，夜寐不深，舌红苔黄，脉弦。常因精神紧张或情志所伤而发或加重；气血亏虚者，多兼见头痛而晕，痛势绵绵，遇劳则甚，神疲乏力，心悸，面色不华，唇色淡红，舌质淡，脉细无力；瘀血所致者，头痛经久不愈，痛处固定不移，痛如锥刺，或有头部撞击史，舌有瘀斑，脉细涩；痰湿头痛者，症见头重坠而痛，多伴有肢体怠倦，胸闷不舒，时吐痰涎，舌苔厚腻，脉濡缓。

1. 针刺治疗

（1）外感头痛。

【治则】祛散外邪，通经止痛。取手足少阳、足阳明、足太阳经穴。用泻法。

【主穴】风池、头维、通天、太阳、合谷、外关。

【方义】本方以近部取穴为主，远部取穴为辅。通天疏散太阳；风池和解少阳；头维、合谷清泻阳明；外关通于阳维脉。上述诸穴共收驱散外邪，清头止痛之效。太阳为经外奇穴，有清头明目之功。本方既能通调三阳经气，又能使脉络通畅，气血和调而止头痛。风寒头痛者祛风寒，通络止痛。用平泻法，选用风府、大椎。刺风府、大椎，能祛风寒、清阳而治风寒头痛。

（2）肝阳头痛。

【治则】平肝潜阳，清头明目。取足少阳、足厥阴、足少阴经穴。用泻法。

【主穴】悬颅、颔厌、太冲、太溪。

【方义】足厥阴经脉达于巅顶，足少阳经脉布于头之两侧，故取悬颅、颔厌使针感直达病所，有清泻肝胆之热，息风镇痛作用；远部取太冲平肝潜阳；太溪滋补肾阴，育阴潜阳。

（3）气血亏虚。

【治则】补养气血，填精益髓。取督脉、背俞穴和足阳明、足太阴经穴。用补法。

【主穴】上星、血海、足三里、肝俞、脾俞、肾俞。

【方义】上星调和督脉，和血止痛；足三里、血海健脾益胃，补气养血；肝藏血、脾统血、肾藏精，故取肝、脾、肾的背俞穴以养血、藏血和填精充髓，使气血充盛，髓海得以充养而头痛可止；针灸足三里、三阴交，可温运脾胃气机；加灸脾俞、肝俞以旺盛血气，血气得充则虚性头痛可愈。

（4）瘀血头痛。

【治则】活血化瘀，行气定痛。取阿是穴和手阳明、足太阴经穴。补泻兼施。

【主穴】阿是穴、合谷、三阴交。

【方义】取阿是穴主要是疏通经络，活血化瘀，理气止痛。同时选用合谷及三阴交穴，以理气和血止痛。

（5）痰湿头痛。

【治则】通经气，化痰湿。用平补平泻法。

【主穴】丰隆、阴陵泉。

【方义】刺阴陵泉、丰隆，有健脾渗湿化痰之效。

2. 拔罐治疗

方法 1：定罐法取太阳、颊车、风池、风门、肝俞、胆俞、肾俞、阴陵泉等穴位。

方法 2：血罐法取太阳、风池、风门、内关等穴位，留罐 10～15 分钟，每日 1 次。

十三、面瘫（周围性面神经麻痹）

周围性面神经麻痹是颈乳突孔内急性非化脓性面神经炎引起的周围性面神经瘫痪。起病突然，每在睡眠醒来时，出现一侧面部板滞、麻木、瘫痪、不能作蹙额、皱眉、露齿、鼓颊等动作，口角向健侧歪斜，口唇闭合不全，饮水时常由患侧流出。露睛流泪，若强令闭眼，则眼珠上翻，露出白睛。患侧额纹、鼻唇沟变浅或消失。少数患者初起时有耳后、耳下及面部疼痛。严重时还可出现患侧舌前 2/3 部位味觉减退或消失，听觉过敏，嗅觉异常等症。亦有兼外感表证或继发于感冒者。部分患者病程迁延日久，可因瘫痪肌肉出现挛缩，口角反牵向患侧，甚则出现面肌痉挛，形成"倒错"现象。

本病属中医学"面瘫"范畴，认为因风中经络，经气阻滞导致。风寒犯络者，常突然发病，但无全身症状。症见患侧额纹消失，不能作皱眉活动，眼睑闭合不全，鼻唇沟变浅，口角下垂，歪向健侧，不能作吹哨活动，食物滞留颊内，饮水流液，舌苔薄白，脉象浮或细数。血瘀阻滞者，多伴有全身或局部症状，起病较缓慢。如因脑炎或脑血管意外引起的（核上性），则只出现面下部的瘫痪，患者额纹、闭目正常，可作皱眉活动，但鼻唇沟变浅，口角下垂并歪向健侧。如继发于乳突炎或乳突术后创伤的，则有既往病史可查。如因肿瘤所致（桥脑或听神经肿瘤），面瘫则是渐进性的。

1．针刺治疗

【治则】祛风通络，疏调经筋。以手足阳明经和手足太阳经穴为主。

【主穴】攒竹、鱼腰、阳白、四白、颧髎、颊车、地仓、合谷、昆仑。

【配穴】风寒加风池；风热加曲池；恢复期加足三里；鼻唇沟㖞斜者，加水沟；鼻唇沟浅者，加迎香；颏唇沟歪斜加承浆；乳突部疼痛加翳风；舌麻味觉减退或消失者加廉泉。

【操作】面部腧穴均行平补平泻法，恢复期可加灸法。在急性期，面部穴位手法不宜过重，针刺不宜过深，取穴不宜过多，肢体远端的腧穴行泻法且手法宜重；在恢复期，肢体远端的足三里施行补法，合谷、昆仑行平补平泻法。余穴均用泻法。

【方义】面部腧穴可疏调局部经络气血，活血通络。合谷、昆仑为循经远端取穴，急性期用泻法可祛除阳明、太阳经络邪气，祛风通络。在恢复期，加足三里用补法，可补益气血，濡养经筋。

2．拔罐治疗

方法 1：闪罐法，取穴风池、攒竹、地仓、颊车、合谷，配阳白、四白、承浆、牵正穴。除风池，攒竹毫针刺外，余穴闪罐。闪罐：酒精棒点燃，放入罐内，对准穴位抽拔。最后留罐 3 ～ 5 分钟。

方法 2：取患侧太阳、下关、颊车、地仓穴，侧伏坐位，穴位常规消毒，取小号三棱针对准穴位点刺 2 ～ 3 点，深 3 ～ 4 毫米，轻轻挤压针孔周围，令出血数滴，用内口直径约 3.5 厘米的小号玻璃火罐，用闪火法拔之，留罐 5 ～ 10 分钟。每次取穴 3 个，交替使用，隔日 1 次，3 次为 1 个疗程，疗程间隔 3 日。

方法 3：主穴取患侧阳白、颧髎、下关、颊车等，配以患侧面部经筋透刺、排刺及随证加减。刺法：用主穴 1 ～ 2 个，术者双手拇示指对捏至主穴局部皮肤呈暗红色，再消毒用三棱针或 28 号 1 寸毫针点刺 4 ～ 5 下，速用闪火法拔罐，使其出血 2 ～ 4 毫升，留罐 8 分钟，4 个主穴交替使用，每日 1 次，10 次为 1 个疗程。对久病难愈者，宜在后期予隔日 1 次刺络拔罐。经筋透刺法：阳白穴以毫针向上星穴、头维穴透刺，进针 1.0 ～ 1.3 寸，捻转补法；太阳穴以毫针透向地仓穴，进针 2.5 ～ 3 寸，捻转补法，地仓穴以毫针透向颊车穴，进针 2.5 ～ 3 寸，捻转补法。经筋排刺：沿颊车至地仓穴每间隔 1 寸刺 1 针，入皮肤为度，捻转补法。取双侧风池穴向对侧眼球斜刺入 1.5 ～ 2 寸，捻转泻法；双足三里予提插捻转补法；双阳陵泉直刺 0.8 寸，予提插捻转泻法，令针感下传。以上毫针每日 1 次，留针 20 分钟，10 次为 1 个疗程。

方法 4：医者持梅花针叩刺阳白、太阳、四白、牵正、颊车、水沟、人中，再配合口眼周围环行叩刺，使局部轻微出血，用小火罐吸拔 5 ～ 10 分钟，隔日 1 次，7 次为 1 个疗程。

十四、类风湿关节炎

类风湿关节炎是一种以关节滑膜炎为特征的慢性全身性自身免疫性疾病。滑膜炎持久反复发作，可导致关节内软骨和骨的破坏，关节功能障碍，甚至残疾。血管炎病变累及全身各个器官，故本病又称为类风湿病。

本病属中医学"痹证"中"骨痹"范畴，认为是由于人体在素体虚弱，正气不足，腠理不密卫外不固的情况下，复感风寒湿诸邪，使气血失运，经络痹阻而致。本病有如下证型。①风寒湿痹：以关节酸痛、麻木、沉重、肿胀，关节周围发凉，屈伸不利等为主要表现。②行痹：风性善行数变，症见肢体关节游走性疼痛、痛无定处，关节屈伸不利，有时兼有恶寒，发热，苔薄白，脉浮。③痛痹：寒性凝滞收引，症见肢体关节冷痛，痛有定处，遇寒则重，得温则减，舌苔白，脉弦紧。④着痹：湿邪黏滞不爽，症见肢体关节酸痛，重着不移，肌肤麻木，阴雨寒冷每可促其发作，苔白腻，脉濡缓。⑤热痹：症见关节酸痛，局部红肿灼热，痛不可触，关节活动障碍，可涉及单关节或多个关节发病，并兼有发热，口渴，苔黄燥，脉滑数。

1. 针刺治疗

（1）风寒湿痹

【治则】温经散寒，祛风通络，除湿止痛。取疼痛近处或患部可以循经取穴为主，也可采用阿是穴。痛在皮肤肌肉者，用毫针泻法浅刺，并可用皮肤针叩刺；痛痹多灸，深刺留针，如疼痛剧烈可配以隔姜灸；病在筋骨采用深刺留针；着痹针灸并施，或兼用温针、拔罐。

【主穴】阿是穴、局部经穴。

【配穴】腕部：阳池、外关、阳溪、腕骨。

背脊：水沟、身柱、腰阳关。

髀部：环跳、居髎、悬钟、承扶。

股部：秩边、承扶、阳陵泉、风市。

膝部：犊鼻、梁丘、阳陵泉、膝阳关、足三里、委中、公孙。

踝部：申脉、照海、昆仑、丘墟、太溪。

肘部：曲池、合谷、天井、外关、尺泽。

行痹：加膈俞、血海、风市、大椎。

痛痹：加肾俞、关元、气海。

着痹：加足三里、商丘、脾俞、三阴交、阴陵泉。

【方义】针阿是穴可明显止痛；循经取穴可疏通经络气血，使营卫和调，邪无所依。

（2）热痹

【治则】祛风清热，通经止痛。用泻法。还可刺络放血。

【主穴】上肢：合谷、曲池、肩髃、大杼。

下肢：足三里、血海、风市、环跳、太冲。

【方义】本证由于局部关节肿痛，不宜直接局部取穴，可选病区循经所过的邻近或远隔穴位，以祛风通络。肿热明显者配合膈俞、肾俞，行气血、消关节肿热。

2．拔罐治疗

方法1：拔罐法，按病变部位取穴。肩关节配肩髃、肩髎、臑俞、曲池、外关、合谷；肘关节配曲池、尺泽、天井、外关、合谷；腕关节配曲池、外关、阳池、阳溪、大陵、合谷；脊椎关节配水沟、大椎、身柱、腰阳关、夹脊穴；髋关节配环跳、髀关、居髎、阳陵泉、悬钟；膝关节配梁丘、血海、膝眼、膝阳关、曲泉、阴陵泉、阳陵泉、三阴交、解溪、悬钟；踝关节配昆仑、太溪、解溪、丘墟、照海；行痹加风门；痛痹加肾俞、关元；着痹加脾俞、足三里；热痹加大椎、曲池；气虚加肾俞、足三里。

方法2：血罐法，痛点及红肿、肿胀关节处以三棱针点刺加罐，每日1次，5分钟后取罐。以棉球擦净血迹。急性发作，每日1次。其他时每日1次。

小贴士

类风湿的概念须与风湿相区别。在19世纪中叶之前，人们往往将两者混为一谈。随着科技医疗发展，人们对类风湿也认识得越来越清楚。类风湿关节炎这一病名是1858年由英国医生加罗德首先使用的。1896年舍费尔和雷蒙将该病定为独立的疾病，同年斯蒂尔对儿童型的类风湿关节炎作了详细的描述。1931年塞西尔等人发现

类风湿患者血清与链球菌的凝集率很高，1940年瓦勒发现类风湿因子。1945年卡维尔蒂、1961年斯勒芬分别提出类风湿发病机制的自身变态反应理论，并得到确定。1941年美国正式使用"类风湿关节炎"的病名。目前，除中、英、美三国使用"类风湿关节炎"病名外，法国、比利时、荷兰称之为慢性进展性多关节炎；德国、捷克和罗马尼亚等称之为原发性慢性多关节炎；苏联称之为传染性非特异性多关节炎；日本则称之为慢性关节风湿症。晨僵是类风湿关节炎的首个症状，早上起来患者会发现关节不灵活，起床活动后晨僵减轻或消失。同时患者还会出现关节肿痛，还可能会出现乏力、疲劳、发烧等症状。

第6章　皮肤科常见病症针罐治疗

一、荨麻疹

荨麻疹是各种过敏原在皮肤上引起的一种血管神经反应，一般认为是抗原—抗体反应，常与食物、药物、植物、寄生虫、风吹受凉、神经功能障碍等内外因素有关。主要症状：皮疹，出现大小不等的风团，红色或淡白色，周围有红晕，奇痒，发作快，消失快，不留痕迹。部分患者伴有发热，病变发生在胃肠道及呼吸道时可有呕吐、腹泻、腹痛及哮喘等。

本病属中医学"风疹""瘾疹"范畴，认为多因内有蕴热、伏湿蕴结或血虚复感风寒湿热、外邪侵袭，客于肌肤所致。本病以皮肤瘙痒异常，出现成块成片粉红色或苍白色风团为主症。发病迅速，皮肤奇痒，搔之疹块突起，多成块成片，此起彼伏，颜色为红色或淡白色，疏密不一，反复发作，消退后不留痕迹。部分患者有发热，腹痛，腹泻等症状。发生于咽喉部者，可引起呼吸困难，甚至造成窒息。慢性患者风疹时隐时现，顽固缠绵。

风邪外袭者，起病急骤，身热口渴，或兼咳嗽，肢体酸楚，苔薄脉濡数；胃肠湿热者，伴有脘腹疼痛，神疲纳呆，大便秘结或泄泻，小便黄赤，或伴有恶心呕吐，肠鸣泄泻，苔黄腻，脉滑数；若因体质虚弱或经久不愈，风疹忽隐忽现，疹块小而分散，瘙痒较轻，每当感受风寒、饮食不节、情绪过激则发作，舌淡苔薄白，脉象细数者，多属脾虚。

1. 针刺治疗

【治则】疏风和营。以手阳明、足太阴经穴为主。主穴用泻法，风寒束表或湿邪较重者可灸，配穴按虚补实泻法操作。

【主穴】曲池、合谷、血海、膈俞、委中。

【配穴】风邪侵袭者，加外关、风池；肠胃积热者，加足三里、天枢；湿邪较重者，加阴陵泉、三阴交；血虚风燥者，加足三里、三阴交；呼吸困难者，加天突；恶心呕吐者，加内关。

【方义】曲池、合谷同属阳明经，擅于开泄，既可疏风解表，又能清泻阳明，故凡风疹不论是外邪侵袭还是肠胃蕴热者用之皆宜。本病邪在营血，膈俞为血之会，委中与血海同用，可调理营血，而收"治风先治血，血行风自灭"之效。

2. 拔罐治疗

方法 1：刺络拔罐，选穴大椎、血海、肺俞。先用三棱针点刺出血，后拔罐，留罐 15～20 分钟。隔日 1 次。

方法 2：主穴神阙，配穴曲池、血海。顽固者配风池、大椎、肺俞等，每次配穴 2～3 个，最多不超过 4 个。用闪火法将大号或中号火罐迅速扣在神阙穴上，5 分钟后取下，以同样方法连拔 3 回为一次治疗，余穴针刺并拔罐，每日 1 次，10 次为 1 个疗程。疗程休息 3 天。

方法 3：取穴曲池、足三里、血海。血虚受风加三阴交，素体湿盛加阴陵泉，血热受风委中放血，胃肠滞热加天枢穴。梅花针叩刺大椎穴及脊柱两旁，使皮肤微微出血。闪火法背部拔罐并走罐，使梅花针叩刺过的部位拔吸出少量血液。同时配合西药氯苯那敏（扑尔敏）10 毫克，每天 3 次；波尼松（强的松）15 毫克，每日 1 次。3 次为 1 个疗程,隔日 1 次。

方法 4：取伏卧位，双侧背俞穴依次采用闪罐法，每穴约 2 分钟，再留罐 8～10 分钟。最后在双侧膈俞穴局部常规消毒，用梅花针叩刺至隐隐出血状，再用火罐闪罐 5 ～ 10 下，吸出 1 毫升左右的血液，将血液擦干净后留罐 5 分钟。

二、神经性皮炎

神经性皮炎是以阵发性皮肤瘙痒和皮肤苔藓化为主症的慢性皮肤炎症，多见于成年人。西医学认为可能与神经功能紊乱、精神紧张、个体素质有关，常因劳累过度、衣领摩擦、饮酒及进食辛辣等刺激性食物，以及难以承受的瘙痒而致的搔抓诱发或致病情加重。临床主要表现为，局部阵发性皮肤瘙痒，皮肤增厚，皮沟加深，呈多角性丘疹，或苔藓样变。本病好发于头、眼睑、颈、背、肩、前臂外侧、腰和阴部，常为对称性分布，遇情绪波动时瘙痒加重，迁延难愈。

本病古称"癫皮疯"，属中医学"牛皮癣"范畴，认为多因湿热毒蕴于肌肤，阻滞经络，日久生风化燥，肌肤失养所致。病变部位常在颈后、肘、腘窝、腰骶、脚踝等部位，常呈双侧对称，起初局部瘙痒，反复搔抓后皮肤出现米粒大小丘疹，日久皮肤增厚、粗糙。常伴有阵发性剧烈瘙痒，夜间尤甚。发病初期，发痒但无皮肤增厚、粗糙，多属风热；伴有心烦易怒，或情志不畅加重者，属肝郁化火；病久皮肤增厚、粗糙，色素沉着者，属血虚风燥。

1．针刺治疗

【治则】疏风止痒，清热润燥。以手阳明、足太阳经穴及局部阿是穴为主。用泻法。

【主穴】阿是穴、合谷、曲池、血海、膈俞。

【配穴】血虚风燥加足三里、三阴交；肝郁化火加肝俞、太冲。按照发病部位，在相应的经络邻近选取 2 ～ 3 穴。

【方义】阿是穴直刺病所，既可散局部风热之邪，又可疏通局部经气；

合谷、曲池祛风止痒；血海、膈俞为"治风先治血"之意。

2．拔罐治疗

方法 1：先用梅花针在患处由内至外，由轻至重叩打，有微血渗出，拔火罐 15 分钟，随后艾 5 炷灸 1 炷，再涂敷蜈矾膏。最后取双侧耳背近耳轮处的静脉割刺放血，每周 1 次。

方法 2：选穴阿是穴、大椎、风门。先用梅花针由里向外叩刺阿是穴，用三棱针点刺大椎、风门穴，均以微出血为度，后拔罐 5 ～ 10 分钟，隔日 1 次，5 次为 1 疗程。

方法 3：选穴病灶局部、耳背静脉。先用梅花针在病灶局部弹刺数下，至皮肤出现散在出血点，立即在局部拔罐，留罐 10 ～ 15 分钟，拔出瘀血 1 ～ 10 毫升。揉搓耳廓至充血发红，用三棱针点刺耳背静脉 2 ～ 3 下，挤出数滴瘀血。每周治疗 2 ～ 3 次，10 次为 1 疗程。

方法 4：局部皮肤用 75% 乙醇消毒，小面积用七星针在患部叩打，大面积用滚筒式皮肤针在局部滚，至局部微出血或出血，较平的部位加拔火罐，隔日 1 次，5 次为 1 个疗程。

三、带状疱疹

带状疱疹是由病毒引起的急性炎症性皮肤病。西医学认为本病是由于水痘 - 带状疱疹病毒，长期潜伏于机体内，在机体抵抗力低下时，诱发本病，多在春季发病。本病临床主要表现为，初起患部有束带状痛，局部皮肤潮红，伴有轻度发热、乏力、食欲缺乏等全身症状。皮疹呈簇集状水疱，如绿豆或黄豆样大小，中间夹以血疱或脓疱，排列如带状，皮损多沿某一周围神经分布，排列成带状，发生于身体的一侧，不超过躯体中线。多发于肋间、胸背、面部和腰部。

本病属中医学"缠腰火丹""蛇串疮""蛇丹"范畴，多根据发病部位而命名，发于腰部的，称缠腰火丹或蛇串疮；发于头面或其他部位的，称蛇丹或火丹。认为多因肝胆风热，或湿热内蕴，客于肌肤所致。初起时先觉发病部位皮肤灼热疼痛，皮色发红，继则出现簇集性粟粒大小丘状疱疹，多呈带状排列，多发于身体一侧，以腰、胁部为最常见；疱疹消失后可遗留疼痛感。兼见疱疹色鲜红，灼热疼痛，疱壁紧张，口苦，心烦易怒，脉弦数者，为肝经火毒；疱疹色淡红，起黄白水疱，疱壁易于穿破，渗水糜烂，身重腹胀，苔黄腻，脉滑数者，为脾经湿热；疱疹消失后遗留疼痛者，证属余邪留滞，血络不通。

1. 针刺治疗

【治则】泻火解毒，清热利湿。以局部阿是穴及相应夹脊穴为主。

【主穴】局部阿是穴、夹脊穴。

【配穴】肝经郁火者，加行间、大敦、阳陵泉；脾经湿热者，加血海、隐白、内庭。

【操作】诸穴均用毫针泻法。疱疹局部阿是穴用围针法，是在疱疹带的头、尾各刺一针，两旁则根据疱疹带的大小选取 1～3 点，向疱疹带中央沿皮平刺。或用三棱针点刺疱疹及周围，拔火罐，令每罐出血 3～5毫升。配穴中的大敦、隐白亦用三棱针点刺出血。

【方义】局部阿是穴围针刺或点刺拔罐可引火毒外出。本病是疱疹病毒侵害神经根所致，取相应的夹脊穴，直针毒邪所留之处，可泻火解毒，通络止痛。肝经郁火者加肝经井穴大敦、荥（子）穴行间、胆经合穴阳陵泉以清泻肝胆经火毒；脾经湿热甚者加脾经擅清血热之血海，配合脾经井穴隐白、胃经荥穴内庭以清泻脾胃湿热。

2. 拔罐治疗

方法 1：疮面常规消毒，毫针快速针刺疮面，微微出血为度，拔罐约 15 分钟，拔出污黑血水，再用雄蜈散，蜈蚣、雄黄、冰片、白矾（明矾）

各等份，研成极细末，酒调成糊状敷于疮面，每日 1 次。

方法 2：常规消毒，用三棱针点刺，将带状疱疹的小疱全部刺破，放出疱内液体，再用闪火拔罐法将罐留于患处 15 分钟，使其出血，去罐后，再用消毒棉球擦净，治疗后患处不须消毒和上药处理，视其轻重，每 1 ～ 2 日 1 次。

方法 3：用皮肤针七星针头沿皮损带往返叩刺，先轻手法叩刺至局部皮肤发红，再用重手法着重叩刺皮损局部，使水疱破裂，至局部出血为止。然后立即拔火罐于皮损部，不足以用火罐者，可用抽气罐吸拔于局部。留罐 10 ～ 15 分钟。隔日 1 次。

四、斑秃

斑秃是指头皮部突然发生斑状脱发。本病往往因为精神过度紧张后发生，起病突然，严重者全部头发脱落，甚至累及全身毛发。斑秃多由肝肾亏虚，精血不能上荣皮毛，风邪乘虚而入，致风盛血燥；或因肝气郁结，气机不畅，导致气滞血瘀，发失所养而成。头发成一片或数片脱落，大如钱币，皮肤光滑有光泽。伴有头晕失眠，精神倦怠者，为血虚；伴有起病急，病程长，舌质紫黯者，为血瘀。

1．针刺治疗

【治则】养血祛风，活血化瘀。取足太阳经、督脉经穴为主。补泻兼施。

【主穴】百会、风池、太渊、膈俞、阿是穴。

【配穴】血虚风燥加足三里、血海；血瘀加血海、合谷、太冲、内关；头晕加足三里、上星；失眠加神门、三阴交；腰膝酸软加肾俞、太溪。

【方义】百会为手三阳经与督脉的交会穴，配风池可疏散在表之风邪；太渊为肺经原穴，配阿是穴直达病所，补之可益气生血，泻之可活血化瘀；膈俞为"治风先治血"之意。

2．拔罐治疗

方法 1：血虚风盛选穴风池、心俞、膈俞、脾俞、足三里；肝肾不足选穴肝俞、肾俞、膈俞、三阴交；气滞血瘀选穴风池、肺俞、肝俞、膈俞、血海。拔罐之前和拔罐之后分别在拔罐的局部外涂中药拔罐液。

方法 2：血虚风燥选穴心俞、膈俞、脾俞、风池、足三里。肝肾气虚：选穴肝俞、肾俞、膈俞、关元、三阴交。气滞血瘀选穴肺俞、肝俞、膈俞、风池、血海。以上先拔同一侧诸穴，留罐 5 ～ 10 分钟，第二天吸拔另一侧诸穴，留罐 5 ～ 10 分钟，双侧交替进行，每日 1 次。

第7章 妇产、小儿常见病症针罐治疗

一、痛经

痛经是指经期前后或行经期间，出现的下腹部痉挛性疼痛。主要表现为妇女每逢月经来潮即发生难以忍受的下腹部阵发性疼痛，有时会放射至腰部，常伴有恶心、呕吐、尿频、便秘或腹泻，严重者腹痛剧烈，面色苍白，手足冰冷，甚至昏厥。痛经经常持续数小时或 1～2 天，患者痛苦不堪，影响日常生活及工作学习。临床上分为原发性痛经和继发性痛经两种。前者指生殖器官无明显器质性病变，又称功能性痛经，主要包括：内膜管型脱落（膜性痛经）、子宫发育不全、子宫屈曲、颈管狭窄、不良体姿及体质因素、变态反应状态及精神因素等；后者则为生殖器官器质性病变所致的痛经，主要包括子宫内膜异位症、盆腔炎、子宫肌瘤等引起的经期疼痛。这里所谈的治疗主要针对原发性痛经。

本病属中医学"痛经""经行腹痛"范畴，认为由于经期忧思恼怒、冒雨涉水、感受寒邪，或久坐、久卧湿地所致气滞血瘀、寒湿凝滞，"不通则痛"；或因脾肾虚寒、气血虚弱，胞脉失养，"不荣则痛"。

本病以经期或行经前后下腹部疼痛，历时数小时，有时甚至 2～3 天，疼痛剧烈时患者脸色发白，出冷汗，全身无力，四肢厥冷，或伴有恶心、呕吐、腹泻、尿频、头痛等为主要症状。①实证：腹痛多在经前或经期疼痛剧烈，拒按，经色紫红或紫黑，有血块，下血块后疼痛缓解。伴有乳房、小腹胀痛，经行不畅，月经量少，舌有瘀斑，脉细弦者，为气滞血瘀；腹痛有冷感，按之痛甚，重则连及腰脊，得温痛缓，经血量少，色紫黑有块，苔白腻，脉沉紧者，为寒湿凝滞。②虚证：疼痛多发生于月经之后，常为小腹绵绵作痛，柔软喜按，经血色淡、量少。伴有面色苍白或萎黄，倦怠无力，头晕眼花，心悸，舌淡，舌体胖大边有齿痕，脉细弱者，为气血不足；兼有腰膝酸软，夜寐不宁，头晕耳鸣，舌红苔少，脉沉细者，为肝肾不足。

1．针刺治疗

（1）实证。

【治则】行气散寒，通经止痛。以足太阴经及任脉经穴为主。用泻法，可灸。

【主穴】三阴交、中极、次髎。

【配穴】寒凝者，加归来、地机；气滞者，加太冲；腹胀者，加天枢、气穴；胁痛者，加阳陵泉、光明；胸闷者，加内关。

【方义】三阴交为足三阴经交会穴，可通经止痛；中极为任脉穴位，可通调冲任之气；次髎为治疗痛经的经验穴。

（2）虚证。

【治则】调补气血，温养冲任。以足太阴、足阳明经穴为主。用补法，可灸。

【主穴】三阴交、足三里、气海。

【配穴】气血亏虚者，加脾俞、胃俞；肝肾不足者，加太溪、肝俞、肾俞；头晕耳鸣者，加悬钟。

【方义】三阴交为足三阴经交会穴，可健脾益气、调补肝肾、通经止痛；足三里补益气血；气海温暖下焦，调养冲任。

2．拔罐治疗

方法1：拔罐法，取穴中极、归来、天枢、大椎、肝俞、肾俞、大肠俞。

每日 1 次，留罐 15 分钟。气滞血瘀加膈俞、血海、三阴交；寒湿凝滞加命门、腰阳关、阴陵泉、丰隆；气血虚弱加中脘、足三里、阴陵泉、合谷；肝肾亏虚加命门、腰阳关，拔罐后加周林频谱或神灯烤 15 分钟。

方法 2：闪罐法，取穴气海、关元、膀胱俞、中膂俞、三阴交、肾俞、关元俞。以皮肤潮红为度，每日 1 次。

小贴士

痛经的心理因素是明显的。据资料反映，经前情绪紧张、厌恶等情绪，可使子宫峡部张力增强，子宫肌加强收缩排出经血而引起痛经。在临床中也可发现，情绪紧张会引起痛经，情绪紧张而不稳定的妇女比情绪稳定的妇女痛经多。此类患者在月经前往往容易焦虑和烦躁，在月经期间易出现恐惧和激动，并可转变为抑郁。心因性痛经的治疗应从改变患者对月经的错误认识入手，这样才能消除紧张、焦虑及恐惧状态，减少机体的过度反应，促进良性循环。对于具有不良性格特征的人，应让其认识自己性格的缺陷，树立信心，使个性全面和谐发展，增强自己适应社会，战胜疾病的能力。对痛经紧张焦虑症状严重的，可运用心理放松疗法，通过听音乐看电视和参加一些有兴趣的娱乐活动来分散对痛经的注意力，缓解其紧张情绪，从而减轻症状。

二、月经不调

月经不调是指妇女的月经周期或经量出现异常，是常见的妇科疾病。以月经周期改变为主的有月经先期、月经后期、月经先后无定期、经期延长等；以经量改变为主的有月经过多、月经过少等。在经期、经量改变的同时，还可伴有经色、经质的改变。月经先期：月经先期是指月经周期提前 7 天以上，并持续两个月经周期以上。可见于西医学的排卵型功能失调性子宫出血，黄体功能不全和盆腔炎症的子宫出血。中医学认为，本病主要由血热扰于冲任，迫血妄行；或气虚统摄无权，冲任失固而致。月经后期：月经后期是指月经周期延后 7 天以上，并持续两个月经周期以上。如延后 3～5 天，或偶尔错后 1 次，下次如期来潮，无其他不适，不做病论。中医学认为，本病主要由营血不足，血海空虚，月经不能按时满溢；或由寒客胞宫，阳气失于温煦，或肝郁气滞，气血运行受阻，经脉凝滞，冲任受阻而致。月经先后无定期又称"经乱"，是指月经不按周期来潮，提前或延后 7 天以上。中医学认为，本病主要由肝郁气滞，气血逆乱，血海不宁或肾气不足，冲任不调，血海蓄溢失常所致。

1. 针刺治疗

【治则】调理冲任，理气和血。以任脉、足太阴经穴为主。月经先期用平补平泻法，月经后期和先后无定期针灸并用。

【主穴】气海、三阴交。

【配穴】月经先期，加太冲、太溪；月经后期，加血海、归来；先后无定期，加肾俞、交信、脾俞、足三里；心烦可加间使；盗汗加阴郄、后溪；腰酸痛加气海、气穴；瘀血加中极、四满；月经过多加灸隐白；小腹冷痛加关元；心悸失眠加神门。

【方义】气海为任脉经穴，可调一身元气，气为血帅，气充则能统血；脾胃为气血化生之源，故配三阴经交会穴三阴交。月经先期多为热，故取太冲清肝热，太溪益肾水、清虚热；月经后期为血瘀者，用血海、归来、气海行气活血，血虚者针灸并用；先后无定期多为先天肾气与后天气血均虚，故取肾俞、交信培本固元，脾俞、足三里扶助中焦。

2．拔罐治疗

拔罐法，取穴肝俞、脾俞、肾俞、气海俞、关元俞、腰阳关、命门、气海、关元、三阴交、血海、足三里。每日选取 5 穴，交替使用，留罐 15 分钟。肾虚配肾俞、太溪、水泉；寒湿配归来；肝郁配太冲、足三里；气血虚配足三里、阴陵泉；血热配曲池、大椎，三棱针点刺加罐。

月经不调日常应注意如下事项。

（1）本病一般应在经前 7 天开始治疗，至经停为 1 个疗程，每月治疗 1 个疗程。

（2）经行期间不宜对下腹部的穴位进行治疗。

（3）保持精神愉快，避免精神刺激和情绪波动。

（4）注意卫生，预防感染。注意外生殖器的卫生清洁。月经期绝对不能性交。注意保暖，避免寒冷刺激。避免过劳。

小贴士

食疗是月经不调的主要调治方法之一，以下方法不妨一试。

（1）西瓜子仁 9 克，研末，用水调服，每日 2 次。

（2）老丝瓜 1 个，烧存性研末，每次服 9 克，盐开水调服，治月经过多。

（3）玫瑰花根、鸡冠花各 10 克，水煎去渣，加红糖服。

（4）月季花、益母草各 15 克，水煎加黄酒温服，治闭经。

（5）红花 10 克，黑豆 150 克，红糖 90 克，水煎服，治闭经。

（6）山楂、鸡内金各 10 克，焙干研面，每服 10 克，每天 2 次，温开水冲服，治闭经。

（7）艾叶（醋炒）5 克，鸡蛋黄 2 个。将艾叶煎汤去渣，拌入鸡蛋黄，饭前温服，治月经淋漓不断。

（8）绵马贯众（贯众）15克，醋炒后加水煎汤，每日1次，连服数日，治月经过多。

（9）干芹菜50克，水煎温服，常服可治月经提前。

（10）艾叶6克，红糖15克，水煎温服，最好在经行腹痛前先服1～2剂，痛时续服。

（11）黄豆50克，炒熟研末，苏木20克，同煎，加红糖适量服用。

三、闭经

闭经为妇科病常见的症之一，可由不同的原因引起。通常有原发、继发、真性、假性及病理性、生理性之分。凡年满18周岁，月经尚未来潮者，称为原发性闭经，多由先天性异常引起。月经周期建立后，又连续6个月以上无月经者，称为继发性闭经，多由继发性疾病引起。真性闭经，是指因某种原因所造成的无月经状态，如精神因素、营养不良、贫血、结核、刮宫过度、内分泌功能紊乱等。假性（或隐性）闭经，是指由于先天发育不良或后天损伤引起下生殖道粘连闭锁致月经不能排出者。以上均为病理性闭经。生理性闭经，是指在青春期前、妊娠期、哺乳期及绝经后的闭经。

中医学认为闭经有虚实两种，虚者多因脏腑冲任失调，肝肾阴亏，精气不足，血海空虚，无血可下而致；实者多因气滞血瘀、寒凝阻滞，冲任不通，经血不能下行而致。①虚证：临证若为超龄月经未至，或先见经期错后，后经量逐渐减少者，属血海干枯；若见头晕耳鸣，腰膝酸软，口干咽燥，五心烦热，潮热汗出，舌质红，脉弦细者为肝肾不足；若见畏寒肢冷、面色㿠白，小腹冷痛者，属肾阳亏虚；如兼见心悸怔忡，气短懒言，神倦肢软，纳少便溏，舌质淡，脉细弱者为脾胃虚弱；如见心悸气短，面色苍白无华，舌淡脉细者为血海亏虚。②实证：若见骤然经闭不行，精神抑郁，烦躁易怒，胸胁胀满，小腹胀痛拒按，舌质紫黯或有瘀点，脉沉弦者为气滞血瘀；形寒肢冷，小腹冷痛，得温痛减，苔白脉沉迟者，为寒凝血滞；形体肥胖，胸胁满闷，神疲倦怠，白带量多，苔腻脉滑者，为痰湿阻滞。

1．针刺治疗

（1）虚证。

【治则】益气化源，填精补肾。取任脉经穴和背俞穴为主。用补法，可灸。

【主穴】脾俞、肾俞、气海、足三里。

【方义】脾俞、足三里健脾胃，充化源，血海充足，经血自行；肾俞、气海补肾气，肾气旺则精血充。

（2）实证。

【治则】疏肝理气，祛瘀化痰。取任脉、足太阴、足厥阴经穴为主。用泻法。

【主穴】中极、合谷、血海、三阴交、行间。

【方义】中极调理冲任；血海为足太阴经穴，行间为足厥阴经穴，二穴相配共奏疏肝健脾，祛瘀化痰之功；合谷、三阴交可使气血下行，以达通经的目的。

2．拔罐治疗

方法 1：刺络拔罐法，取穴大椎、身柱、肝俞、脾俞、血海、三阴交。隔日 1 次，留罐 15 分种。

方法 2：拔罐法，取穴关元、气海、归来、中极、肾俞、腰阳关。每日 15 分钟。气血虚弱加足三里、合谷、中脘、神阙。

小贴士：

　　很多功能性闭经是可以预防的，大多数继发性闭经也是可以治愈的，避免过度劳累和精神紧张，保持充足的睡眠，不断提高健康水平，必要时经过适当的治疗，加强心理疏导，给患者讲明疾病发生的原因，待患者情绪稳定好转后，大多患者月经会自如潮涨潮落，如约而至。鼓励患者要加强锻炼身体，或听音乐、或向朋友坦白心事，全力转移不良情绪的刺激。另外医者及患者家人也宜加强患者心理疏导，疏导可选择多种方法，最好根据患者的人格特点而定。

四、带下病

　　带下的量明显增多，色、质、气味发生异常，或伴全身、局部症状者，称为"带下病"，又称"下白物""流秽物"。相当于西医学的阴道炎、子宫颈炎、盆腔炎、妇科肿瘤等疾病引起的带下增多。

　　正常女子自青春期开始，肾气充盛，脾气健运，任脉通调，带脉健固，阴道内即有少量白色或无色透明无臭的黏性液体，特别是在经期前后、月经中期及妊娠期量增多，以润泽阴户，防御外邪，此为生理性带下。如《沈氏女科辑要》引王孟英说："带下，女子生而即有，津津常润，本非病也。"若带下量明显增多，或色、质、气味异常，即为带下病。《女科证治约旨》说："若外感六淫，内伤七情，酝酿成病，致带脉纵弛，不能约束诸脉经，于是阴中有物，淋漓下降，绵绵不断，即所谓带下也。"

　　中医学认为，本病多因脾虚，运化失常，肾气不足，任、带二脉失于固约及湿毒下注所致。古代有五色带之名，尤以白带为多见。多因脾虚湿热，或寒湿困脾而致冲任不固，带脉失约所致。本病以阴道分泌物明显增多为主要临床表现。见带下色黄，黏稠，味臭，阴部瘙痒者，为湿热下注；带下清稀，量多，连绵不绝，无臭味，伴有纳呆便溏，神疲乏力者，为脾虚湿盛；带下清稀，量多色白，绵绵不断，伴有小腹寒凉，腰部酸困，小便频数者，为肾虚。

1．针刺治疗

【治则】利湿化浊，固摄带脉。取足少阳、任脉、足太阴经穴为主。用平补平泻法。

【主穴】带脉、中极、白环俞、阴陵泉、三阴交、气海。

【配穴】湿热下注加水道、次髎、行间；脾气虚加足三里；肾气虚加关元、肾俞、照海；阴部发痒加蠡沟、中都、太冲；带下色红加间使；腰背酸困加腰眼、小肠俞；纳呆、便溏加中脘、天枢。

【方义】带脉穴固摄带脉，调理经气；中极清理下焦，利湿化浊；白环俞助膀胱气化，利下焦湿邪；阴陵泉健脾利湿止带；气海通调任脉；三阴交健脾利湿，调理肝肾。

2．拔罐治疗

方法 1：拔罐法，取穴中极、关元、气海、三阴交、血海，每日 1 次，留罐 15 分钟。以皮肤潮红为度。

方法 2：闪罐法，取穴肾俞、肝俞、小肠俞、命门，每日 1 次，以皮肤潮红为度。

方法 3：走罐法，取穴八髎、督脉（大椎至腰阳关）、足太阳膀胱经第 1、2 线（肝俞至小肠俞），隔日 1 次。

小贴士

针罐治疗本病日常应注意如下事项。

（1）针罐治疗带下有一定疗效，但应结合全身症状和其他病史等全面分析，查明原因，明确诊断，再给予治疗。

（2）平时应节制房事，注意经期卫生、保持外阴清洁。

（3）忌涉水游泳，以避免下腹受冷。

（4）忌过度进食生冷寒凉食品，如蛤蜊、蛏子、河蚌、田螺等。

（5）多食一些具有补脾温肾固下作用的食物。如怀山药、芡实、扁豆、莲子、栗子、榛子、白果、薏苡仁、蚕豆、黑木耳、豇豆、胡桃肉、淡菜、海参、龟肉等。

患有此病的女性，除应针对病因进行治疗外，饮食疗法也值得一试。

（1）白果豆腐煎：白果 10 个（去心），豆腐 100 克，炖熟服食。

（2）三仁汤：白果仁 10 个，薏苡仁 50 克，冬瓜仁 50 克，水煎，取汤半碗，每日 1 次。

（3）藕汁鸡冠花汤：藕汁半碗，鸡冠花 30 克，水煎，调红糖服，每日服 2 次。

（4）莲子枸杞汤：将 30 克莲子（去心），30 克枸杞子洗净，加水 800 毫升，煮熟后食药饮汤，平均每日 2 次，一般 7～10 日见效，适用于白带增多。

（5）鱼鳔炖猪蹄：鱼鳔 20 克，猪蹄 1 只，共放砂锅内，加适量的水，慢火炖烂调味食，每日 1 次。

（6）鸡肉白果煎：鸡肉 200 克（切块），白果 10 克，党参 30 克，白术 10 克，淮山 30 克，茯苓 15 克，黄芪 30 克，煮汤，去药渣，饮汤食肉。每日1次。

（7）扁豆止带煎：白扁豆30克，淮山药30克，红糖适量。白扁豆用米泔水浸透去皮，同淮山药共煮至熟，加适量红糖，每日2次。

（8）胡椒鸡蛋：胡椒7粒，鸡蛋1枚，先将胡椒炒焦，研成末。再将鸡蛋捅一小孔，把胡椒末填入蛋内，用厚纸将孔封固，置于火上煮熟，去壳吃，每日2次。

五、不孕症

不孕症指育龄期妇女，有正常性生活，没有采取任何避孕措施，配偶生殖功能正常，两年以上未孕者；或曾有生育、流产史，两年以上未孕者。前者称原发性不孕，后者为继发性不孕。

肾精亏虚者，多伴有月经后期，量少色淡，性欲冷淡，畏寒肢冷；肝气郁结者，常伴有月经先后无定期，经行腹痛，血色紫黯，有血块，胸胁部胀满不适；痰瘀互阻者，多有形体肥胖，经行不畅，带下量多，胸胁胀满。

1. 针刺治疗

（1）实证。

【治则】理气化痰，行瘀通络。取背俞穴、足阳明、足太阴经穴为主。用泻法。

【主穴】肝俞、丰隆、归来、子宫、三阴交。

【配穴】肝气郁结加太冲、阴廉、曲泉；痰郁互结加阴陵泉、内关、膈俞；胸胁胀满加内关、膻中；经行不畅加地机；带下量多加次髎；脘腹胀满加中脘、足三里。

【方义】肝俞疏肝理气；丰隆健脾化痰；归来、子宫行瘀通络；三阴交健脾疏肝，理气化痰。

（2）虚证。

【治则】补益肝肾，温通下元。取任脉穴、背俞穴、足阳明经穴为主。用补法。

【主穴】关元、气海、肾俞、归来、子宫、三阴交。

【配穴】肾虚加太溪、命门；头晕耳鸣加百会、然谷；腰膝酸软加腰眼、阴谷。

【方义】关元、肾俞、气海益肾固本，调理冲任；归来、子宫化瘀通络；三阴交补益肝、脾、肾三经。

2．拔罐治疗

方法1：拔罐法，取穴肾俞、子宫、八髎、三阴交、命门，留罐15分钟，每日1次。肾虚加关元、气海；痰湿加丰隆、足三里、阴陵泉；肝郁加太冲、中极、四满。

方法2：血罐法，取穴太冲，以三棱针点刺加罐，隔日1次。

六、妊娠呕吐

妊娠呕吐是指妊娠早期出现的厌食、择食、恶心、呕吐，甚至反复呕吐，不能进食等症。一般在怀孕2个月前后出现症状，表现为空腹或食后脘闷，呕吐少量黏液、胆汁或食物，厌食，口淡无味，甚则头晕、头重、四肢倦怠。

本病属中医学"妊娠恶阻"范畴，认为由冲脉之气上逆，胃失和降所致。临床辨证分为脾胃虚弱与肝胃不和两型，有如下表现：

①胃虚恶阻者常表现为，受孕后两三个月脘腹胀满，恶心呕吐，或食入即吐，或呕吐清涎，神倦思睡，舌淡苔白，脉缓滑无力；②肝热恶阻者常在妊娠初期呕吐苦水或酸水，口干口苦，胃脘满闷，胁肋胀痛，

嗳气叹息，精神抑郁，头胀头晕，苔微黄，脉弦滑；③肝胃不和者，多见神情烦躁，面色红赤，胸闷胁痛，呕吐频频，舌质红，苔薄黄，脉弦滑；④若属痰滞恶阻者则表现为，妊娠初期呕吐痰涎，胸闷纳呆，心悸气短，口淡乏味，苔白腻，脉滑。

1．针刺治疗

（1）胃气虚弱。

【治则】健脾和中，调气降逆。取任脉、足阳明经穴为主。用补法。

【主穴】足三里、上脘、中脘、公孙。

【方义】中脘为胃之募穴，上脘为足阳明胃经和任脉交会穴，足三里为足阳明胃经的下合穴，三穴相配，和胃降逆；冲脉的交会穴公孙，既可健脾和胃，又可降冲气之上逆。

（2）肝胃不和。

【治则】疏肝和胃，降逆止呕。用泻法。

【主穴】太冲、足三里、内关。

【方义】平泻太冲以平肝降逆；内关宽胸降气和胃；足三里调和胃气，降逆止呕。

（3）肝火犯胃。

【治则】清肝和胃，降逆止呕。取手足厥阴、足阳明经穴为主。用泻法。

【主穴】内关、太冲、中脘、足三里、三阴交。

【方义】泻内关、太冲以清泻肝热、和胃降逆；三阴交益阴血调肝阳；再配以中脘、足三里共奏清肝和胃，降逆止呕之功效。

（4）痰滞恶阻。

【治则】健脾化痰，降逆和胃。取足太阴、足阳明经穴为主。用泻法。

【主穴】阴陵泉、丰隆、足三里、中脘、幽门。

【方义】阴陵泉可健脾化痰；丰隆功善豁痰；幽门是冲脉和足少阴肾

经的交会穴，可降逆止呕；中脘、足三里共奏健脾化痰、降逆和胃之功效。

2. 拔罐治疗

方法1：中虚湿盛选中脘、足三里、阴陵泉，肝气郁滞选中脘、膻中、内关、足三里，胃热上攻选中脘、内关、内庭穴。内庭穴行针刺，余穴吸拔10分钟，每日1次。

方法2：中脘。采用单纯拔罐法，每次15～20分钟。

方法3：取穴：①大椎、肝俞、脾俞。②身柱、胃俞。每次1组，轮流使用，用三棱针点刺3次，然后吸拔留罐15分钟，每日或隔日1次。

小贴士

本病应注意如下事项。

（1）恶阻重者，既影响身体健康，也影响胎儿成长，故须及时治疗。针罐治疗有较好疗效，对孕妇、胎儿无不良影响。

（2）治疗中禁用下腹部穴位，要慎用下肢穴位，手法要轻柔，以免损伤胎气。

（3）严重者，卧床休息，室内保持清洁安静，避免不良刺激，保证充分睡眠。

（4）调整饮食结构，饮食要清淡可口，易消化且富有营养，进食要少食多餐，可适当增加酸味、咸味，有助于消化吸收的食物。

七、产后缺乳

产后缺乳是指产妇哺乳期间，乳汁分泌过少或甚至全无，不能满足喂哺婴儿需要。临床表现除产后乳汁甚少或全无外，还表现为乳房柔软，不胀不痛；有的则为胀硬而痛，并伴有发冷、发热等全身症状。西医学认为，产后缺乳与孕前及孕期乳腺发育较差、分娩时出血过多、哺乳方法不正确、过度疲劳、恐惧、不愉快等因素有关。

本病属中医学"缺乳""乳汁不行"范畴，认为由产后脾胃虚弱、生化不足或肝郁气滞，经脉运行不畅所致。

本病以产后没有乳汁分泌，或分泌量过少，或在产褥期、哺乳期乳汁正行之际，乳汁分泌减少或全无为辨病要点。

临证兼见产后乳汁不行，或行亦甚少，甚或全无，乳汁清稀，乳房柔软无胀感，面色苍白，唇甲无华，神疲乏力，食少便溏，舌淡，苔薄白，脉虚细者，为气血不足；产后乳汁不行或乳少，乳房胀满疼痛，甚至身有微热，伴有情志抑郁不乐，胸胁胀闷，脘痞食少，舌红，苔薄黄，脉弦者，为肝气郁滞。

1．针刺治疗

【治则】调理气血，疏通乳络。以足阳明经、任脉穴为主。少泽点刺出血，其余主穴用平补平泻法。配穴按虚补实泻法操作。

【主穴】乳根、膻中、少泽。

【配穴】气血不足者，加足三里、脾俞、胃俞；肝气郁滞者，加太冲、内关；食少便溏者，加中脘、天枢；失血过多者，加肝俞、膈俞；胸胁胀满者，加期门；胃脘胀满者，加中脘、足三里。

【方义】乳根可调理阴阳气血，疏通乳络。膻中为气会，功在调气通络。少泽为通乳的经验穴。

2．拔罐治疗

方法 1：拔罐法，取穴背俞穴（肝俞、脾俞、胃俞），以及肩井、膻中、乳根、中脘、关元、内关、曲池、合谷。每日 1 次，留罐 15 分钟。气血虚弱者加足三里、阴陵泉、丰隆。

方法 2：血罐法，取穴：肝郁气滞者配乳根、乳房胀硬处、血海、三阴交、太冲或行间。

小贴士

本病应注意如下事项。

①在治疗期间要保持心情愉快。

②保证足够的营养，可吃促进乳汁分泌的鸡汤、鲫鱼汤、猪蹄汤等。

③纠正不正确的哺乳方法，定时哺乳，每次哺乳尽量让婴儿吸空乳液，建立良性的泌乳反射。

本病可用下列食疗方法调理：

①冬瓜皮30克、猪蹄1只，水煎，汤吃猪蹄。

②南瓜子10克，鸡蛋2，共炒食，每日1次。

③花生仁90克，猪蹄1只（前腿），共炖服。

④红薯叶180克，和猪蹄煎汤食之。

⑤赤小豆250克，煮汁服。

⑥嫩丝瓜（连皮）与豆腐煮食。

⑦干豌豆50克，加水炖至酥烂，调入适量红糖，每日食豆喝汤。

⑧干虾米150克，黄酒适量。用黄酒将虾米炖烂，然后兑入熬好的猪蹄汤服食。

⑨啤酒适量。哺乳期妇女每日饮啤酒200毫升，能有效地促进乳汁分泌。

⑩猪蹄1只，花生米50克，香菇15克，调料少许，煮熟后食用。

⑪猪肝250克，干黄花菜50克，花生米50克，炖食，每日1次。

⑫核桃仁50克，黑芝麻100克，炒熟共研末，米酒冲服，两天服完。

八、胎位不正

胎位指胎儿先露的指定部位与母体骨盆前、后、左、右的关系，正常胎位多为枕前位。妊娠 30 周后经产前检查，发现臀位、横位、枕后位、颜面位等谓之胎位不正，其中以臀位为常见。临床上多无自觉症状，经产前检查才能明确诊断。胎位不正如果不纠正，分娩时可造成难产。

胎位不正在临床上多无自觉症状，可通过妊娠后期腹壁或肛门检查及 B 超检查而发现。在临产时常表现为宫颈扩张缓慢、宫缩不强、产程延长，或胎膜早破、脐带脱出、胎儿窘迫或死亡，有的可发生子宫破裂或产道损伤。

针刺治疗

【治则】调整胎位。以足太阳经井穴为主。

【主穴】至阴。

【配穴】纳差乏力者，加足三里、三阴交；腰酸者，加肾俞、太溪。

【操作】至阴用艾条灸。操作时解松腰带，每次灸 15～20 分钟，每天 1～2 次，3 天后复查，至胎位转正为止。也可用艾炷灸，用黄豆大艾炷置于双侧至阴穴，燃至局部有灼热感，即除去艾灰，每次灸 7～9 壮，每天 1 次，3 天后复查，至胎位转正为止。配穴用补法，肾俞针刺不宜过深，操作手法宜轻，或用灸法。

【方义】妇女以血为本，孕妇气血充沛、气机通畅则胎位正常。肾藏精，主生殖，肾阴、肾阳调和，则气顺血和，胎正产顺。至阴是足太阳经井穴，与足少阴经相连，具有疏通经络、调整阴阳、纠正胎位的功能。

九、功能性子宫出血（崩漏）

功能性子宫出血是指全身及生殖器无明显器质性病变，而是由于调节生殖的神经内分泌机制失常所引起的异常子宫出血，简称为"功血"。

临床上表现月经周期紊乱、经期延长、血量增多，或不规则流血，量时多时少，常出现贫血。亦有的月经频发，月经量多。检查生殖器无明显异常。本病分为无排卵型功血和有排卵型功血两种，前者是排卵功能发生障碍，好发于青春期及更年期；后者系黄体功能失调，多见于育龄期妇女。西医学认为，机体受内外因素，如精神过度紧张、环境和气候的改变、营养不良或代谢紊乱等影响，可通过大脑皮质，干扰下丘脑-垂体-卵巢轴的相互调节和制约。这种关系失常时，突然地表现在卵巢功能的失调，从而影响子宫内膜，导致功能失调性子宫出血。

本病属中医学"崩漏"范畴，古谓"经乱之甚"，与"月经不调"同属不规则子宫出血。凡经血量多而阵下、大下为"崩"；量少而持续不止，或止而又来，淋漓不断的为"漏"。中医学认为"肾主生殖""肾为生命之源""经本于肾"，功能失调性子宫出血多与肾有密切关系，并与肝脾及血瘀等也有一定联系。本病分为实证和虚证。①实证：以出血量多，或淋漓不绝，血色红为其常见症状。若见血色深红，质地黏稠，气味臭秽，舌红苔黄者，为血热；出血量多，兼见带下黏稠量多，气味臭秽，阴部发痒，舌苔黄腻者，为湿热下注；伴有两胁胀满不适，心烦易怒，善太息者，为肝郁气滞；兼见血色紫黯，有血块，小腹胀痛不适者，为血瘀。②虚证：出血色淡，质地清稀，伴有神疲乏力，面色萎黄，气短懒言，纳呆便溏者，为脾虚；伴有小腹冷痛，喜温喜按，大便清稀者，为阳虚；伴有心悸耳鸣，五心烦热，腰膝酸软，失眠盗汗者，为阴虚。

1. 针刺治疗

【治则】调理冲任，清热化瘀。取任脉、足太阴经穴为主。实证用泻法，虚证用补法，灸法。

【主穴】关元、三阴交、隐白。

【配穴】实热加血海、水泉；阴虚加内关、太溪；气虚加脾俞、足三里；

阳虚加百会、气海。

【方义】关元为足三阴经、冲任之会，可以调补冲任之气，加强固摄，制约经血妄行。三阴交为足三阴经交会穴，有补脾统血作用，为治疗妇科病的要穴。隐白为脾经井穴，为治疗崩漏的要穴。血海、水泉可泻血中之热；足三里、脾俞培补中气；内关、太溪调养心肾，退虚热；百会、气海辅助元气。

2．拔罐治疗

方法 1：拔罐法，取穴关元、气海、中极、天枢、脾俞、肾俞、足三里、气海、大巨、肝俞、腰阳关、血海、三阴交。留罐 15 分钟，每日 1 次，每次选取 5 穴交替使用。

方法 2：血罐法，血热配曲池、三阴交；血瘀配膈俞、血海。以三棱针点刺加罐。隔日 1 次。

小贴士

本病可因气候寒热骤变，生活贫困，躯体疾病，长期营养不良，正常生理代谢紊乱，并通过大脑皮质的神经介质干扰下丘脑，致使卵巢功能失调，性激素分泌失常，最终导致功血。国外报告 70% 的功血者有情绪障碍和性生活不和谐。因突然生活事件，如亲人亡故、重大的精神创伤、生活环境和方式的改变等，使许多妇女适应不良，情绪反应剧烈从而通过植物神经使盆腔瘀血致月经量过多，出现功血。多次发生功血者，每次行经时间延长、经量过多都会造成患者的紧张恐惧，从而加重病情，造成恶性循环。研究发现，性格内向执拗感情脆弱，易偏听偏信，不听劝阻者易患此病。心理调节是功血者重要的辅助治疗方法，对更年期功血者，可用激素治疗。功血

的治疗应将内分泌干预、全身支持疗法与情绪调控有机结合。查明出血性质后给予抗炎、调经、恢复卵巢功能等药物，对出血严重的患者可采用刮宫术。

十、乳腺增生

乳腺增生是一种非炎症性疾病。主要症状：乳房部出现大小不等的肿块，肿块多发于乳房外上方，呈椭圆形，小的如樱桃，大的如梅李、鸡卵，表面光滑，质地坚实，边界清楚，用手推之有移动感。常会感到乳房胀痛，按之痛甚，并伴有心烦、易怒、心悸、胸闷等。本病属于中医学"乳癖"范畴，认为多由情志内伤，肝郁痰凝，积聚乳络所致。

本病以单侧或双侧乳房发生单个或多个大小不等的肿块，胀痛或压痛，表面光滑，边界清楚，推之可动，增长缓慢，质地坚韧或呈囊性感为主要临床表现。

肝郁气滞者，多见于青壮年妇女，乳房肿块随喜怒而消长，伴胸胁胀闷，善郁易怒，失眠多梦，心烦口苦，舌苔薄黄，脉弦滑；肝肾阴虚者，则见形体消瘦，精神萎靡不振，或午后低热，虚烦少寐，乳房肿块较硬韧，舌质微红，舌苔白，脉沉细；冲任失调者，多见于中年妇女，乳房肿痛，月经前加重，经后缓解，伴腰酸乏力，神疲倦怠，舌淡，苔薄白，脉沉细。

1．针刺治疗

【治则】理气化痰散结，调理冲任。以足阳明、足厥阴经穴为主。用泻法。乳根、膻中均可向乳房肿块方向斜刺或平刺，针人迎时应避开颈动脉，不宜针刺过深。

【主穴】乳根、人迎、膻中、期门、足三里。

【配穴】气滞痰凝者，加内关、太冲；冲任失调者，加血海、三阴交。

【方义】乳房主要由肝胃两经所司，乳根、人迎、足三里可疏通胃经气机，为经脉所过，主治所及；此外，足阳明经之标在人迎，另据气街理论，胸气有街，其输前在于人迎，且人迎穴近乳房，故人迎穴对本病尤为有效。膻中为气之会穴，且肝经络于膻中，期门为肝之募穴，两穴均位近乳房，故用之既可疏肝理气，与乳根同用，又可直接通乳络消痰块。

2. 拔罐治疗

刺络拔罐：取 75% 乙醇与自制药酒进行勾兑，把药棉蘸湿，在患者的肱二头肌处擦拭，一手将局部的肌肉绷起，另一手进行拍打，反复数次，有明显大小不等的瘀点出现，用三棱针快速点刺，取中号玻璃火罐，留罐 5 分钟，拔出瘀血，清洁、消毒局部。

小贴士

本病应注意如下事项。

①按时作息，保持心情舒畅，合理安排生活。病期要注意适当休息、适当加强体育锻炼、避免过度疲劳。

②保持乳房清洁，经常用温水清洗，注意乳房肿块的变化。

③患者宜常吃海带，有消除疼痛、缩小肿块的作用，多吃橘子、橘饼、牡蛎等行气散结之品，忌食生冷和辛辣刺激性的食物。

本病可用下列食疗方法调理。

①干姜适量研细末，均匀撒在纱布上，（纱布用 69% 乙醇或高度白酒浸湿），敷于患处，外用胶布固定，每日换药 2 次，4～6 天可愈。

②取水蛭适量，去杂质，洗净，自然风干，研成细粉，装胶囊，每粒装 0.25 克，每次口服水蛭胶囊 4 粒，每天 3 次。

③大黄、黄柏、乳香、没药各等份，冰片少量，共研细末，以

鸡蛋清调好敷于患处，外盖纱布，以胶布固定，每2日换药1次。

④藕节50克，蒲公英40克，入砂锅，加水适量煎煮，滤取两次药液混匀，每日1剂，分3次温服。

十一、更年期综合征

更年期综合征是部分女性在绝经前后出现的一系列性激素减少、植物神经功能失调的症候群。患者多表现为月经逐渐紊乱，潮热汗出，情绪不稳定，皮肤干燥，倦怠乏力，头晕头痛，失眠，抑郁，性欲改变等症状。以月经紊乱，潮热汗出，情绪不稳定为特征。更年期是女性卵巢功能从旺盛状态逐渐衰退到完全消失的一个过渡时期，包括绝经和绝经前后的一段时间。在更年期，女性可出现一系列的生理和心理方面的变化。多数女性能够平稳地渡过更年期，但也有少数女性由于更年期生理与心理变化较大，被一系列症状所困扰，影响身心健康。因此每个到了更年期的女性都要注意加强自我保健，保证顺利地度过人生转折的这一时期。中医学认为本症多因妇女在绝经前后，肾气渐衰，冲任亏虚，天癸将竭，精血不足，阴阳平衡失调，或肝、肾、脾、胃等脏腑功能紊乱而致。

临证兼见头晕耳鸣，失眠多梦，心烦易怒，潮热汗出，五心烦热，腰膝酸软，或皮肤感觉异常，口干便结，尿少色黄，舌红苔少，脉数者，为肾阴虚；面色晦暗，精神萎靡，形寒肢冷，纳差腹胀，大便溏薄，或面浮肿胀，尿意频数，甚或小便失禁，舌淡苔薄，脉沉细无力者，为肾阳虚；头晕目眩，心烦易怒，烘热汗出，腰膝酸软，经来量多，或淋漓漏下，舌质红，脉弦细而数者，为肝阳上亢；形体肥胖，胸闷痰多，脘腹胀满，恶心呕吐，食少，浮肿便溏，苔腻，脉滑者，为痰气郁结；心悸怔忡，面色无华，脉沉细者为心血亏虚。

1. 针刺治疗

【治则】滋补肝肾，调理冲任。以任脉、足太阴经穴及相应背俞穴为主。主穴用补法或平补平泻法。配穴按虚补实泻法操作。

【主穴】气海、三阴交、肝俞、脾俞、肾俞。

【配穴】肾阴亏虚者，加太溪、照海；肾阳不足者，加关元、命门；肝阳上亢者，加百会、风池、太冲、太溪；心血亏损者，加心俞、脾俞、肾俞、三阴交；脾胃虚弱者，加脾俞、胃俞、中脘、章门、足三里；痰气郁结者，加中脘、阴陵泉、丰隆、膻中、气海、三阴交。心神不宁者，加通里、神门、心俞；心烦心悸者，加大陵、通里；失眠烦热者，加神门、四神聪、劳宫、照海；腰背酸痛者，加肾俞、腰眼；腹胀便溏者，加下脘、气海、天枢、阴陵泉；浮肿尿少者，加关元、水分、足三里；神志失常者，加人中、大陵、心俞。

【方义】本病涉及肝、脾、肾三脏及冲任二脉。气海为任脉穴，可补益精气，调理冲任。三阴交为肝、脾、肾三经交会穴，与相应的俞穴合用，可通调三脏功能。

2. 拔罐治疗

方法1：拔罐法，取穴肺俞、心俞、厥阴俞、督俞、膈俞、肝俞、脾俞、肾俞、大肠俞、关元俞、命门、关元、气海、中脘、三阴交、血海，留罐15分钟。肾阴虚加太冲、复溜。

方法2：闪罐法，取穴肝俞、肾俞、厥阴俞、心俞、三焦俞，闪罐法以皮肤潮红为度。肾阳虚加命门、督俞、大椎。

十二、小儿惊风

小儿惊风是小儿时期常见的一种急重病症，临床以抽搐、昏迷为主要特征，又称"惊厥"，俗名"抽风"。其任何季节均可发生，一般1～5

岁的小儿多见，年龄越小，发病率越高。其证情往往比较凶险，变化迅速，甚至威胁小儿生命。西医学称之为小儿惊厥。其中伴有发热者，多为感染性疾病所致；不伴有发热者，多为非感染性疾病所致，除常见的癫痫外，还有水及电解质紊乱、低血糖、药物中毒、食物中毒、遗传代谢性疾病、脑外伤、脑瘤等。

本病以全身肌肉强直性或阵发性痉挛为临床主要表现，可伴有神志不清。①急惊风：病性属实、属热，病势凶猛，发作前常有壮热面赤，烦躁不宁，摇头弄舌，睡中易惊，或昏沉嗜睡等先兆。很快即出现神志昏迷，两目上视，牙关紧闭，颈项强直，角弓反张，四肢抽搐等动风之象。外感惊风，常伴有发热，头痛，咳嗽，咽红，或恶心呕吐，或口渴烦躁；痰热惊风，多兼见发热，腹胀腹痛，纳呆呕吐，喉间痰鸣，便闭或大便腥臭，夹有脓血；惊恐惊风，常见四肢欠温，夜卧不宁，或昏睡不醒，醒后哭啼易惊。②慢惊风：病性属虚，起病缓慢，多见面黄肌瘦，形神疲惫，四肢倦怠或厥冷，呼吸微弱，囟门凹陷，昏睡露睛，时有抽搐。脾阳虚弱者，兼见大便稀薄，色青带绿，足跗和面部浮肿，脉象沉迟无力，舌质淡白；肝肾阴亏者，兼见神疲虚烦，面色潮红，舌光少苔或无苔，脉沉细而数。

1. 针刺治疗

（1）急惊风。

【治则】醒脑开窍，息风镇惊。以督脉及足厥阴经穴为主。用泻法。大椎、十宣点刺出血。

【主穴】水沟、印堂、合谷、太冲。

【配穴】热盛者，加大椎、十宣；痰多者，加丰隆；惊恐者，加神门；口噤者，加颊车。

【方义】水沟、印堂能醒脑开窍。合谷、太冲相配，谓开四关，擅长息风镇惊。

（2）慢惊风。

【治则】健脾益肾，镇惊息风。以督脉、任脉及足阳明经穴为主。水沟、印堂、太冲用毫针泻法，气海、足三里用补法。配穴用补法。可施以温和灸或隔盐灸或隔附子饼灸。小儿不合作者可不留针。

【主穴】水沟、印堂、气海、足三里、太冲。

【配穴】脾肾阳虚者，加神阙、关元、肾俞；肝肾阴虚者，加太溪、肝俞。

【方义】水沟、印堂可醒脑开窍；气海能益气培元；足三里补脾健胃；太冲平肝息风。

2．拔罐治疗

方法：取穴以百会、大椎为主穴，配曲池、合谷、少商。咽喉肿病甚加刺无名指螺纹中心点（经验大）。咳喘甚加刺肺俞，腹痛腹泻加刺足三里。操作方法：穴位常规消毒后，取小号三棱针点刺放血 3 ～ 5 滴，加拔火罐，10 分钟后起罐，遇有起疱溃破者敷以无菌纱布块固定，每日 1 次。

十三、小儿遗尿症

小儿遗尿又称夜尿症，俗称"尿床"。是指满 3 周岁的儿童在发育和智力正常，排尿功能正常的情况下，在夜间睡梦中不能自行控制而排尿于床上的病症。轻者每夜或隔数夜 1 次，重者则每夜尿床 2 ～ 3 次。有些严重患者可延长至青少年时期，甚则成年后仍有尿床。3 岁以下的婴幼儿，由于智力发育未完善，排尿的正常习惯尚未养成，或者贪玩少睡，精神过度疲劳，均能引起暂时的遗尿，这都不属于病态。引起功能性遗尿的常见原因是精神因素，如突然受惊、过度疲劳、换新环境、失去父母照顾及不正确的教养习惯。中医学认为本病多由于肾气不足，下元虚寒，或病后体弱，脾肺气虚，或不良习惯所致。

（1）针罐治疗小儿遗尿症效果较好，但对某些器质性病变（如蛲虫病、脊柱裂、其他脊髓病变或大脑发育不全）引起的遗尿症，应及时治疗原发病症。

（2）治疗期间应嘱家属密切配合，不得打骂儿童，避免精神刺激。对患儿应加强训练，定时唤醒排尿，更应纠正贪玩、过度疲劳、睡眠不足、傍晚饮水过多等诱因。

（3）在治疗初期，每晚睡前宜少喝水，家长要定时叫醒患儿起床排尿，以提高疗效。

（4）如果是疾病因素引起的，先治疗疾病。排除了疾病因素，是由于不良生活习惯造成的遗尿，可以通过耐心的教育，解释和劝慰来纠正。首先要帮助孩子了解遗尿症是暂时的功能失调，消除精神负担，配合治疗是可以治愈的。为避免孩子夜间熟睡后不易醒，白天应注意不要过度疲劳，中午最好安排一个小时的睡眠时间。

晚饭菜中少放盐，少喝水，少喝汤。睡觉前制止孩子过度兴奋，要孩子养成睡觉之前排空小便再上床的习惯。父母要培养孩子自觉起床小便的习惯。入睡前提醒孩子自我默述"今晚×点起来小便"，父母还可以在孩子经常遗尿的时间到来之前叫醒他，让他在清醒状态下小便。训练孩子白天憋尿也可作为一种方法，每当出现尿意时主动控制暂不排尿，开始可推迟几分钟，逐渐延长时间。在治疗过程中，对孩子时常鼓励能加强他们的信心，起到事半功倍的效果。哪一天没有尿床，就给予表扬和鼓励，这样可以增加孩子参与治疗的积极性。另外，父母千万不要责怪、惩罚孩子。

遗尿症多属于肾气亏虚，患者常有发育迟缓，骨骼不健，行走较迟，步态不稳等临床表现。本病的治疗应与家长密切配合，让患者养成一个良好的夜间定时排尿习惯。

1. 针刺治疗

【治则】补肾填精。以任脉经穴和膀胱经背俞穴为主，用补法，可灸。

【主穴】关元、中极、三阴交、肾俞、膀胱俞.

【方义】本病主要由于肾气亏虚，气化功能失调。取关元、肾俞可补益肾气，固摄下元；配三阴交以调理三阴经经气；病变部位在膀胱，故取膀胱俞与中极俞、募相配，以振奋膀胱气化功能。

2. 拔罐治疗

方法 1：取穴膀胱俞、气海、关元、三阴交。单纯拔罐法，留罐 5 ～ 10 分钟。之后在气海、关元穴用艾条行温和灸 15 ～ 20 分钟，以局部皮肤红晕为度。每日 1 次，10 次为 1 个疗程。

方法 2：选穴气海、阴陵泉、三阴交、行间。单纯拔罐法。各穴拔罐后留罐 5 ～ 10 分钟，每日 1 次，10 次为 1 个疗程。

小贴士

黄某，男，10 岁，学生。从小到大夜夜尿床，从未间断，智力发育正常。就诊时，面色白，体瘦，舌苔薄白，诊为肺脾亏虚。取膀胱俞、气海、关元、三阴交。采用单纯拔罐法，留罐 5 ～ 10 分钟。之后在气海、关元穴用艾条行温和灸 15 ～ 20 分钟，以局部皮肤红晕为度。每日 1 次，10 次为 1 个疗程。1 个疗程后患者症状有所改善，继续巩固治疗 2 个疗程，病情基本控制。6 个月后随访，未见复发。

十四、流行性腮腺炎

流行性腮腺炎简称流腮，亦称痄腮，俗称"猪头疯""蛤蟆瘟""对耳风"等，在春季常见，也是儿童和青少年中常见的呼吸道传染病，亦可见于成年人。它是由腮腺炎病毒侵犯腮腺引起的急性呼吸传染病，并可侵犯各种腺组织或神经系统及肝、肾、心脏、关节等器官，患者是传染源，飞沫的吸入是主要传播途径，接触患者后2～3周发病。腮腺炎主要表现为一侧或两侧耳垂下肿大，肿大的腮腺常呈半球形，以耳垂为中心边缘不清，表面发热有触痛，张口或咀嚼时局部感到疼痛。

本病属中医学"痄腮"范畴。认为因外感风热、风寒，郁而化热或温热毒邪侵袭少阳、阳明脉络；或素有积热，蕴结于内，因外邪触发而流窜于少阳经、阳明经，致使经气痹阻、气血留滞，发于耳后腮颊之间所致。本病有轻证和稳中有降之分。①轻证：耳下腮部疼痛肿胀，咀嚼不利，可伴有恶寒发热、肢体酸困、舌苔黄、脉浮数。②重证：腮部红肿疼痛，咀嚼困难，高热头痛，烦躁口渴，小便短赤，大便干结，可伴有睾丸肿痛、神昏惊厥、舌苔黄、脉滑数。

1. 针刺治疗

【治则】清热解毒，消肿止痛。取手少阳经穴为主。用泻法。

【主穴】翳风、外关、液门、颊车、合谷、丰隆、足三里、角孙、耳尖、关冲。

【配穴】热盛加曲池、外关；睾丸肿大加太冲、曲泉。

【方义】翳风为少阳经会穴，可宣散局部气血瘀滞；关冲可疏解少阳经邪热；手足阳明经上循面颊，取合谷、颊车以清邪热、解热毒；足三里导阳明经热邪下行；丰隆清降痰火；外关、液门利三焦气机；耳尖为经外奇穴，配角孙清热解毒，止颊痛。

2. 拔罐治疗

方法：在患者患侧天容穴，用75%乙醇消毒，然后用三棱针迅速点刺4下，再用抽吸拔罐4号罐吸拔10秒，约吸出血液6毫升，用消毒棉球在天容穴擦拭干净后，再行拔吸10秒，再吸出血液约4毫升，用消毒棉球擦拭干净后治疗完毕。每日治疗1次，连续7天。

> **小贴士**
>
> 　　流行性腮腺炎以发热、腮部漫肿疼痛为其临床主要特征。中医学认为其风温邪毒客于少阳、阳明之脉，蕴热不散，结于两腮，故见肿胀作痛，当属实热无疑。用三棱针点刺天容穴，使邪有出路，以真空罐吸拔血液，宣通气血，拔毒泄热，达到毒尽症平的目的。

　　用灯草灸预防、治疗流行性腮腺炎，不但疗效显著，且方法简单、便于操作。其具体做法如下。

　　（1）取穴：取患侧角孙穴（即耳尖正上方处），双侧患病取双侧，预防治疗可任选一侧。

　　（2）操作步骤：将患侧耳壳向前曲折，耳尖正上方入发际处，用甲紫作标记，75% 乙醇消毒后，取灯芯草 3 ～ 4 厘米，将一端浸入油中（麻油）约 1 厘米，用左手捏住灯芯草 1/3 处，点燃后迅速向穴位一触即起，随即发出"啪"的爆炸声，在施灸处出现一绿豆大小的小疱（图 7-1）。灸后局部保持清洁，防止感染。

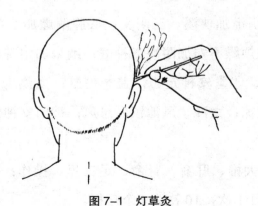

图 7-1　灯草灸

　　中医学认为，本病是由于外感时行温毒，更挟痰火积热，郁热壅阻少阳之络，循经外发而为病。角孙穴是手少阳三焦经穴，又是手、足少阳经之会穴，灯芯草灸角孙穴，可宣散三阳之邪，而达解表散风，清热解毒，消肿散结之功。此治疗方法还能提高患儿的免疫能力、抗病能力。对预防、控制此传染病的流行，是一种行之有效的速捷的治疗方法。

十五、小儿多动症

小儿多动症指小儿智力正常、或接近正常，出现不同程度的学习困难、自我控制能力弱、小动作过多、注意力不集中、情绪不稳定或行为异常等症状。本病由多生物因素、心理因素及社会因素等所致，多发生于 4～16 岁儿童，男孩多于女孩。

本病以行为异常，多动少安，注意力不集中为主要表现。阴不制阳，虚风内动者，多伴有烦躁不安、多动善言、舌红脉细；心脾两虚者，多伴有纳呆便溏、精神不振、面色萎黄、舌淡苔白。

1. 针刺治疗

【治则】育阴潜阳、息风止惊、安神定志。取督脉、足少阴、足厥阴、足少阳经穴为主。

【主穴】百会、印堂、风池、太溪、太冲、神门。

【配穴】肝肾阴虚加侠溪、三阴交；心脾两虚加心俞、脾俞；兼有痰热加丰隆、大陵；烦躁不安加照海、神庭；纳呆加中脘、足三里。

【方义】百会、印堂安神定志，益智健脑；太溪为足少阴肾经原穴，育阴潜阳，息风止惊；太冲、风池镇肝息风；神门安神定志。

2. 拔罐治疗

方法 1：取穴大椎、肝俞、肾俞、足三里。操作：采用刺络拔罐法，留罐 20 分钟，隔日 1 次，10 次为 1 个疗程。

方法 2：取穴足三里、阳陵泉、肝俞、肾俞、三阴交、太冲、血海、关元、阴陵泉、太溪。操作：足三里、阳陵泉可采用单纯拔罐法，或刺络拔罐法；

肝俞、肾俞、三阴交、太冲可采用单纯拔罐法，或水罐法，也可用针刺后拔罐法；血海、关元、阴陵泉、太溪采用单纯拔罐法，或留针拔罐法，均留罐 15~20 分钟，每日 1 次或隔日 1 次，10 次为 1 个疗程。

方法 3：小儿多动症失眠者，可取穴神门、三阴交、内关、心俞、肾俞、太溪、肝俞、曲池、太冲。操作：可用单纯拔罐法，或心俞、肾俞、太溪用留针拔罐法，肝俞、曲池、太冲用刺络拔罐法。留罐 15~20 分钟，每日 1 次，10 次为 1 个疗程。

方法 4：取穴心俞、厥阴俞、脾俞、足三里，可用留针拔罐法，大椎、长强可用单纯拔罐法或针刺后拔罐法，一般留罐 10~15 分钟。每 2~3 日 1 次，10 次为 1 个疗程。

方法 5：取消背俞穴中的肺俞至脾俞。操作：局部皮肤涂以液状石蜡，用闪火法拔走罐，由上（肺俞）向下（脾俞），至皮肤微红为度，然后将罐留至肝俞（双侧）、大椎穴 5 分钟。隔日 1 次，10 次为 1 个疗程，间隔 7 天，再行第 2 个疗程。

方法 6：小儿多动症若有厌食者，取穴中脘、天枢、建里、气海、脾俞、胃俞、足三里。操作：采用单纯拔罐法，或刺络拔罐法，留罐 10~15 分钟，隔日 1 次，5 次为 1 个疗程。

第8章 五官科常见病症针罐治疗

一、急性结膜炎

急性结膜炎俗称"红眼病"。多发于春季，为季节性传染病，它的传播途径主要是通过接触传染。往往通过接触患者眼分泌物或与红眼患者握手或用脏手揉眼睛等被传染。结膜急性炎症，发生在卫生条件较差的人群中，由病毒、细菌或变应性引起，也可有混合感染和原因不明者。结膜炎也可能与感冒和疹病伴同存在。结膜炎也可由风、粉尘、烟和其他类型的空气污染、电弧、太阳的强紫外光和积雪反射的刺激引起。角膜或结膜异物的存留，角膜擦伤或溃疡可在良好的焦点光放大下及荧光素染色且在钴蓝光照明下检查眼后排除之。

本病属中医学"天行赤眼""暴发火眼"范畴，认为本病多因风热邪毒上攻于目，经脉闭阻，气滞血壅；或感受天行时令之疫气所致。临床以目睛红赤、畏光流泪，眼涩难睁为主要表现。外感风热邪气，常伴有头痛发热；肝胆火盛者，常可见烦热口苦，大便不爽。

1. 针刺治疗

【治则】清泻风热、消肿止痛。取手阳明、足太阳经穴。用泻法。

【主穴】合谷、太冲、睛明、太阳。

【配穴】外感风热加少商、上星；肝胆火盛加行间、侠溪。

【方义】取合谷调阳明经气，疏泄风热；太冲疏导厥阴经气，以降火；睛明为足太阳经、足阳明经交会穴，宣泄患部郁热，通络明目；太阳为经外奇穴，疏泄风热，消肿止痛。

2. 拔罐治疗

方法 1：急性结膜炎取穴：①大椎、心俞、肝俞；②身柱、膈俞、胆俞。慢性结膜炎取穴：①大椎、左心俞、右肝俞取穴；②身柱、右心俞、左肝俞。每病每次选 1 组，用刺络拔罐法，留罐 15 ～ 20 分钟。急性期每日治疗 1 次，慢性期隔日治疗 1 次，5 次为 1 个疗程。

方法 2：取穴大椎及其两侧旁开 0.5 寸处（即定喘）、太阳、印堂、阳白。采用刺络拔罐法、留罐 15 ～ 25 分钟，每日 1 次，症状缓解后改隔日 1 次。

方法 3：取穴肩髃、大椎、肩井。用三棱针点刺后拔罐 10 ～ 15 分钟，以吸出暗红色血液为佳。每日 1 次。

方法 4：取穴大椎、少泽（双）、眼（耳穴）。用三棱针点刺出血，大椎穴再拔罐 15 ～ 20 分钟。每日 1 次。

方法 5：取穴肝俞、大椎及两侧旁开 0.5 寸处（即定喘）、太阳（患侧）。用刺络拔罐法。先用三棱针点刺，微出血，然后拔罐 15 ～ 20 分钟。每日治疗 1 次，待症状缓解后改为隔日治疗 1 次。

方法 6：取主穴大椎、太阳、大肠俞、肝俞，配穴少泽（双）、百会、攒竹。用刺络拔罐法。先在主穴和配穴均用三棱针点刺出血 1 ～ 2 滴，然后在主穴上拔罐 10 ～ 15 分钟。每日或隔日 1 次。

方法 7：取穴大椎、风池、耳尖。将大椎、风池穴进行常规消毒，每穴用三棱针点刺 2 ～ 3 下或用梅花针叩刺至微出血，选择大小适宜的火罐立即拔于所点刺的穴位上，留罐 10 ～ 15 分钟，拔出毒血 1 ～ 5 毫升或皮肤出现紫红色瘀血为度，起罐后擦净皮肤上的血迹。然后用手揉捏耳郭至发红充血，将耳尖进行消毒，用三棱针点刺耳尖 1 ～ 2 下，挤出数滴血。每日治疗 1 次，3 次为 1 个疗程。

方法 8：取穴太阳。将太阳穴进行常规消毒后，用三棱针点刺 2 ～ 3

下（尽量点刺穴位处怒张的静脉），然后选择小号火罐立即拔于所点刺的部位，留罐 10 ～ 15 分钟，拔出毒血 1 ～ 5 毫升或使皮肤出现紫红色瘀血为止，起罐后擦净皮肤上的血迹。每日治疗 1 次，3 次为 1 个疗程。

> **小贴士**
>
> 　　急性结膜炎传染性强，如不重视隔离消毒可能造成疾病流行。学校、托儿所等集体单位，更要积极防治，做好卫生宣教工作，人人爱清洁，不用手随便揉眼：①注意保持眼部的清洁卫生，及时擦去眼部分泌物。②避免不必要的串门和聚会，少去公共场所。③戒除烟酒等不良嗜好，忌食辛辣食物及牛羊肉等。④接触患者后要洗手，患者用过的毛巾、手帕、脸盆等应分开，并煮沸消毒。⑤加强游泳池管理，红眼病不得进入；游泳后应滴消炎眼药水以防止感染。

　　拔罐治疗急性结膜炎效果较好，慢性结膜炎坚持治疗亦有一定疗效。拔罐刺血治疗本病疗效显著，尤其对于缓解羞明、流泪、异物感、眼痛等症状有罐到病除之功。对于一些传染性结膜炎应加强预防，毛巾、脸盆等物应专人专用，用后应严格消毒。治疗期间患者应忌食辛辣刺激性食物。

二、溢泪症

　　溢泪症是指因泪道发生功能障碍，导致泪液外溢的一种病症泪小点异常或泪道异常引起，泪小点外翻、狭窄、闭塞或无泪小点时，泪液不能流入泪道；泪道发育异常（先天性闭锁）、外伤、异物、炎症、肿瘤、瘢痕收缩或鼻腔疾患等使泪道狭窄或阻塞，均能发生溢泪。

　　本病属中医学"冷眼症""迎风流泪"范畴，认为多因肝肾阴虚，肾气不纳，外受冷风刺激所引起。本病包含如下证型。①肝血不足：泪水清冷稀薄，目内干涩，不耐久视，神疲乏力，面色无华，头晕心悸，舌淡、苔白，脉细弱。②肝肾亏损：泪水清冷稀薄，视物模糊，头晕耳鸣，腰膝酸软，失眠，男子遗精，女子月经不调，舌偏红、苔白，脉细弱。③风邪外袭：冷泪绵绵，遇风更甚，头痛，舌偏红、苔薄黄，脉弦。④肝经风热：热泪常流，目干涩、红肿、痒痛，头晕耳鸣，舌质红、苔薄黄，脉弦细而数。

1. 针刺治疗

【治则】滋养肝肾、疏风散热，肝血不足、肝肾亏虚者多针少灸，用补法；风邪外袭、肝经风热者只针不灸，用泻法。

【主穴】以眼区局部取穴为主。睛明、承泣、风池、太阳、太冲、曲池、光明。

【配穴】肝血不足加曲泉、肝俞；肝肾亏虚加肝俞、肾俞、太溪：风热外袭加合谷、外关；肝经风热加行间、侠溪；视物不明者加养老穴。

【方义】睛明、承泣二穴正在眼部，能宣通局部之气血；风池、太阳为邻近取穴，止泪；手阳明经曲池可调阳明经气，疏泄风热；太冲乃肝经原穴，补养肝血、清肝明目，胆经络穴，联络肝目，为治疗各种眼病之专穴，与太冲合用为原络配穴。

【操作】睛明、承泣、风池穴注意把握针刺的方向、角度和深浅；其他穴常规针刺。每日或每2日1次。

2. 拔罐治疗

方法1：取主穴，大椎、肺俞、肝俞、肾俞；配穴睛明、承泣。先用梅花针叩刺至微出血，后拔罐5分钟，同时以毫针针刺配穴，不留针，不拔罐。隔日治疗1次。

方法2：取穴睛明、承泣、风池、肝俞、肾俞。先用毫针刺睛明、承泣、风池穴，不留针，然后用梅花针叩刺肝俞、肾俞，用闪火法拔罐15分钟，隔日1次。

方法 3：取患者侧太阳穴，用毫针直刺约 1 寸，留针 20 ～ 30 分钟，起针后拔罐 10 ～ 15 分钟，起罐后再贴伤湿止痛膏。每 1 ～ 5 日治疗 1 次。

三、老年性白内障

白内障多发生于 50 岁以上的人群，但也可在 45 岁左右发生。老年性白内障是白内障中最常见的一种类型，占 50% 以上，女性多于男性。其多为双眼发病，一般是一先一后。晶状体的浑浊多开始于皮质浅层，一部分可先围绕着核发生，晶状体完全浑浊需要数月或数年，也可停止于任何时期。目前认为，眼球的晶状体细胞膜被自由基逐渐氧化是患老年性白内障的主要病因。临床将其上分为皮质性白内障与核性白内障两大类。

皮质性白内障是最常见的类型。根据病情的进展，可分为初发期，膨胀期未成熟期，成熟期和过熟期。初发期：视力略有减退，但眼底仍可窥见。膨胀期（未成熟期）：此时患者视力明显下降，或仅见指数，眼底不能窥清。由于晶状体膨胀，前房变浅，有时可诱发继发性青光眼。成熟期：视力明显下降，只能辨别手动，或仅存光感。过熟期：应及时手术，否则有可能永远失明。

核性白内障是老年性白内障的另一种表现，较皮质性白内障少见，但在高度近视及常处于紫外线照射环境中的患者较多见。初起时对视力影响不大，但在强光下因瞳孔缩小而明显影响视力。中医学认为年衰精弱，晶珠失养而泛混成"障"。

老年性白内障可分为如下证型。①肝肾亏虚：晶状体被银白色浑浊物覆盖，视物不清，兼有目涩、头晕耳鸣、失眠健忘、腰膝酸软、足心发热，舌红，脉细。②气血不足：主症兼有面色淡白，精神萎靡，四肢倦怠，形寒肢冷，食少腹胀，便溏，舌体胖大有齿印，脉细。③肝火上扰：主症兼有头痛眩晕，目赤，胁肋胀痛，口苦咽干，烦躁易怒，舌红、苔薄黄，脉弦数。④湿热蕴结：主症兼有烦热口臭，头重身困，脘腹满闷，大便不畅，舌红、苔黄腻，脉滑数。

1. 针刺治疗

【治则】肝肾亏虚者养肝益肾，以针刺为主，用平补平泻法；气血不足者补益气血，用补法；肝火上扰、湿热蕴结者泻肝降火、清化湿热，只针不灸，泻法。

【主穴】以眼区局部和足少阳经穴为主。睛明、承泣、攒竹、瞳子髎、风池、光明。

【配穴】肝肾亏虚加肝俞、肾俞、太溪、三阴交滋养肝肾；气血不足加脾俞、心俞、肝俞、足三里益气养血；肝火上扰加太冲、行间平降肝火；湿热瘀结加阴陵泉、丰隆消化湿热。

【方义】睛明、承泣、攒竹、瞳子髎均为眼区局部腧穴，可疏通局部经络。肝开窍于目，风池、光明属足少阳胆经，风池内连目系，光明乃胆经之络穴，联络肝之目窍，从邻近和远端疏调肝胆经气，清肝养肝明目。

【操作】针刺睛明、承泣二穴应谨慎操作，避免刺伤眼球。患者闭目，先用碘酒或乙醇严格消毒，然后以干棉球轻压穴位，用押手示指轻轻将眼球推移固定，刺手轻柔、缓慢地将毫针刺入 1 ～ 1.5 寸，不行提插、捻转手法，得气后留针 15 ～ 20 分钟。嘱患者不要睁眼或转动眼球。出针后以干棉球轻轻压迫针孔 1 ～ 2 分钟，防止眼内出血；风池穴注意把握针刺的方向、角度和深度，以免刺伤延髓；余穴常规针刺。

2. 拔罐治疗

主穴选丝竹空、瞳子髎、四白、翳明、合谷。肝肾亏虚加肝俞、肾俞、三阴交；脾胃虚弱加脾俞、胃俞、足三里；肝热上扰加风池、太溪。

本病应注意以下事项：

（1）早期药物治疗十分重要，部分患者既可防止病情发展、延长失明时间，又可提高视力。症状好转后，不宜过早停药，要继续用药，以提高和巩固疗效。

（2）读书、写字时，要尽量避免强光直射，不然会增加眩光而感到不适，外出或室内有强光时，可适当选用有色眼镜。

（3）白内障成熟或近成熟时要及时手术，不要拖延至过熟期，以免发生其他合并症；双眼白内障，视力已很低下，无法工作或照顾自己生活时，也可以提前手术。

小贴士

本病可用下列食疗方法调理。

（1）蝉蜕 9 个，研成细粉，用开水或黄酒送服，每日 1 剂。

（2）荸荠 120 克，水煎洗眼。

（3）龙胆（龙胆草）15 克，益母草（夏枯草）15 克，车前草 15 克，野菊花 15 克，水煎，每日 1 剂，分 2 次口服。

（4）连翘 15 克，黄连 10 克，黄芩 10 克，龙胆 15 克，沙苑子（白蒺藜）15 克，密蒙花 10 克。水煎，每日 1 剂，分 2 次服用。

（5）海螵蛸（乌贼骨）50 克，白菊花、蛇蜕、木贼、当归尾各 15 克，青葙子、茺蔚子、石决明各 25 克，蝉蜕 5 克，共研细末，每服 15 克，每日 3 次，饭前白开水送服。

（6）枸杞子 15 克，沸水冲泡 20 分钟后饮之，一日数次，饮至水清后再用 15 克枸杞子冲泡。

（7）夜明砂 10 克，鲜猪肝 200 克。将猪肝切片或剁末，二者拌匀，上笼蒸熟趁热服食，每日或隔日 1 次。

（8）珍珠母 20 克，菊花 3 克，枸杞子 9 克，龙眼肉（桂圆肉）15 克，加水煎服。有滋肾润燥、清热补肝明目之功效。

四、近视

近视是指视近清晰，视远模糊的一种眼病。以不良用眼习惯为主要原因，或由先天禀赋不足，遗传而致。按近视程度分，轻度近视眼：小于 300 度；中度近视眼：300～600 度；高度近视眼：大于 600 度。按照屈光成分分，轴性近视眼：由于眼球前后轴过度发展所致；弯曲度性近视眼，由于角膜或晶状体表面弯曲度过强所致；屈光率性近视眼：由屈光间质屈光率过高所引起。另外，又有假性近视眼，又称调节性近视眼，是由看远时调节未放松所致，它与屈光成分改变的真性近视眼有本质上的不同。

中医学将其和"弱视"一并称为"能近怯远症"，认为近视是全身气血脏腑失调所致，是过度用眼用脑而发生的。兼见眼涩、失眠健忘、腰膝酸软者，为肝肾亏虚；兼见神疲乏力、头晕心悸、纳呆便溏者，为心脾两虚。

1．针刺治疗

【治则】清肝明目，活血通络。以眼局部穴位为主。用平补平泻法。

【主穴】睛明、攒竹、承泣、光明、风池。

【配穴】肝肾不足者，加肝俞、肾俞；心脾两虚者，加心俞、脾俞、足三里。

【方义】本方用穴为治疗近视的常用穴。风池为手、足少阳经与阳维脉的交会穴，有通经活络、养血明目的作用；光明为足少阳经络穴，有调肝明目作用；睛明、承泣、攒竹为局部取穴，可疏通眼部经脉。

2．拔罐治疗

点刺放血治疗近视眼，就是可以在印堂、太阳部位点刺放血，为了使血多流出一点，可以用拔罐器协助拔罐出血。一般出血后，眼睛会感觉很亮。这种方法同时也是促使眼周气血运行，经络疏通的一种方式。

放血的部位，可以加上曲池。拔过罐的位置，有些人气血瘀滞不严重的很快一周左右散去，如果气血严重瘀阻的，需要 15 ～ 20 天，罐印才会慢慢散去。有的人会停留很久，这些都要根据体质而言。

小贴士

必须从小培养儿童良好的用眼习惯。

（1）养成正确的读书、写字姿势，不要趴在桌子上或扭着身体。书本和眼睛应保持约 3.3 厘米一市尺距离。学校课桌椅应适合学生身高。

（2）看书写字时间不宜过久，持续 1 ～ 1.5 小时后要有一个短时间的休息，眼睛向远眺，做眼保健操（现在的手持设备还有电脑的使用距离与读书写字差不多，所以也要注意使用时间）。

（3）写字读书要有适当的光线，光线最好从左边照射过来；不要在太暗或者太亮的光线下看书、写字；减轻学生负担，保证课间10 分钟休息，减轻视力疲劳。

（4）积极开展体育锻炼，保证学生每天有一小时体育活动。

（5）教导学生写字不要过小过密，更不要写斜、草字；写字时间不要过长。

（6）认真做好眼保健操。

（7）看电视时要注意高度应与视线相平；眼与荧光屏的距离不应小于荧光屏对角线长度的 5 倍；看电视时室内应开一盏支光小的电灯，有利于保护视力；在持续看电视 1 ～ 1.5 小时后要有一个短时间的休息，眼睛向远眺，做眼保健操。

（8）应多吃些含甲种维生素较丰富的食物、各种蔬菜及动物的肝脏、蛋黄等。胡萝卜对眼睛有好处；多吃动物的肝脏可以治疗夜盲。近视患者普遍缺乏铬和锌，近视患者应多吃一些含锌较多的食物。食（饮）品中如黄豆、杏仁、紫菜、海带、羊肉、黄鱼、奶粉、茶叶、肉类、牛肉、肝类等含锌和铬较多，可适量增加。

对近视要分档防治，抓早抓小。积极矫治和防止深度发展。如果已发生近视，要到医院去验光，佩戴适宜的眼镜。假性近视可采用远雾视法、推拿操或晶体操以及物理疗法、药物等进行矫治。

（9）打羽毛球、乒乓球可防近视。在打球过程中眼睛须快速追随羽毛球或乒乓球这类灵活性很强的"小球运动"轨迹变化，这对5～9岁的孩子的眼球功能的完善有意想不到的效果。

五、眩晕（梅尼埃病）

梅尼埃病又称"内耳眩晕症"，是一种不明原因的、非炎症性内耳病变。临床主要表现为患者自觉周围物体旋转，眼花缭乱，因体位变动而加重，并伴有耳鸣、耳聋及恶心呕吐和患侧耳内有闷胀感。该病常反复发作及有明显的缓解期，主要原因是脑动脉硬化造成迷路供氧供血不足，前庭疱疹性神经炎、颅肿瘤等波及迷路，变态反应，B族维生素缺乏，内耳的淋巴液分泌过多或吸收过少，致迷路积水，局部压力增高，造成迷路缺氧和变性。

本病属于中医学"眩晕"范畴，认为多因脾气虚弱，导致气血亏虚；或脾失健运，水湿分布失司，聚湿成痰成饮，痰浊上扰，蒙闭清窍；或久病及肾，肾阳不足，寒水上攻；或肾阴虚，水不涵木，致肝阳上亢，化火生风，风火上扰引起。本病分为如下两种证型。①阴虚阳亢：本证包括肝肾阴虚和肝阳上亢两证，因常同时存在，故归为一证。肝肾阴虚表现为五心烦热，眩晕、耳鸣，或肢麻、腰膝酸软、失眠多梦，舌红绛，少苔，脉细数。肝阳上亢表现为眩晕、头痛，面赤或面部烘热，烦躁易怒，口干，口苦，脉弦。肝阳上亢、肝肾阴虚证均多者：偏于阳亢者多见于本病Ⅰ、Ⅱ级，偏于阴虚者多见于Ⅱ、Ⅲ级。②阴阳两虚：本证多由气阴两虚发展而来。症见头晕眼花，耳鸣健忘，腰膝酸软，神疲乏力，足冷，夜尿频，舌淡，脉沉细无力。此型多见于本病Ⅲ级。

1．针刺治疗

（1）虚证。

【治则】补气血，益精气。取肾俞、督脉及足少阳经、足阳明经穴。用补法，可灸。

【主穴】百会、风池、膈俞、肾俞、足三里。

【配穴】气血两虚者，加气海、脾俞、胃俞；肾精亏虚者，加太溪、悬钟、三阴交。

【方义】灸百会升清阳，降浊气，以醒头目；针风池以疏泄浮阳而息内风；膈俞、肾俞补气血，益精气；足三里补中益气，化血生精，使元气精血充盛，则髓海得以充养。

（2）实证。

【治则】平肝潜阳，健脾化痰。取任脉、督脉和足三阴经穴。针宜泻法。

【主穴】中脘、阴陵泉、行间、水泉、印堂。

【配穴】肝阳上亢者，加侠溪、太溪、阳辅、三阴交；痰湿中阻者，加头维、丰隆、中脘、阴陵泉。伴有侧头痛加太阳；耳鸣者，加翳风、听宫、听会。

【方义】行间平肝降逆；水泉滋阴潜阳；印堂是经外奇穴，能清头目而止眩晕；取胃募中脘健脾化痰，和胃止呕；阴陵泉健脾化湿，湿除痰自化，清阳得升，浊阴得降。

2．拔罐治疗

方法 1：取穴风池、翳风、支沟。肝阳上亢加肝俞、肾俞、三阴交、太冲；气血亏虚加脾俞、膈俞、气海、关元、足三里、曲池；肾精不足加肾俞、肝俞、关元、太溪、三阴交；痰浊中阻加脾俞、中脘、丰隆、足三里。风池、翳风、太冲针刺，余用单纯罐法。肝阳上亢与痰浊中阻亦可用刺络拔罐法，气血亏虚与肾精不足可用罐后加温灸。

方法 2：①大椎、心俞、肝俞、三阴交。②脾俞、肾俞、足三里、丰隆。分两组，先用三棱针点刺穴位，后用罐吸拔点刺穴位，留罐 10 分钟，每日 1 次，每次一组。

六、耳鸣、耳聋

耳鸣、耳聋都是听觉异常的症状。耳鸣是指患者自觉耳内鸣响，如闻蝉声，或如潮声；耳聋是指不同程度的听觉减退，甚至消失。耳鸣可伴有耳聋，耳聋亦可由耳鸣发展而来。因两者在临床上常常并见，而且病因及治疗方法大致相同，故合并论述。从耳部病变损害的部位来讲，耳鸣、耳聋可分为传音性耳鸣、耳聋及感音神经性耳鸣、耳聋。由于外耳及中耳的病变从而阻碍声波的传导，即为传音性耳鸣、耳聋。若接受声波的内耳或由内耳经听神经径路发生问题，影响声音的感受，则为感音神经性耳聋。如外耳、中耳、内耳三部分均有病变所致的耳聋，称为混合性耳鸣、耳聋耳聋。此外，亦有全身系统性疾患、局部血管或肌肉等多种原因。

中医学认为，本病多因暴怒、惊恐、肝胆风火上逆，以致少阳之气闭阻不通所致；或因外感风邪侵袭，壅遏清窍；或因肾气虚弱，精气不能上达于耳而成。本病分为实证和虚证。①实证：以暴病耳聋，或耳中觉胀，鸣声不断，声响如蝉鸣或海潮之声，按之不减为主症。若兼见面赤，头胀，咽干，烦躁善怒，脉弦，为肝胆火盛；兼见胸闷痰多，脉滑数为痰热郁结；伴有畏寒，发热，脉浮，为外感风热之邪。②虚证：多为久病耳聋，耳中如蝉鸣，声细调低，时作时止，劳累则加剧，按之鸣声减弱为主症。若兼见头晕，腰膝酸软，乏力，遗精，带下，脉虚细者，为肾气亏虚；兼有五心烦热，遗精盗汗，舌红少津，脉细数，为肝肾亏虚；伴有纳呆食少，神疲乏力，面色无华者，多为中气亏虚，气血化源不足，不能上荣于耳窍。由于实证多由肝胆火旺而致，虚证多以肾精亏虚为主，故有实证治肝，虚证治肾之说。

1. 针刺治疗

（1）实证。

【治则】清肝泻火，疏通耳窍。以手足少阳经穴为主。毫针泻法。

【主穴】翳风、听会、侠溪、中渚。

【配穴】肝胆火盛者，加太冲、丘墟；痰热互结加丰隆、劳宫；外感风热者，加外关、合谷。

【方义】手、足少阳两经经脉均入于耳中，因此取手少阳经之中渚、翳风，足少阳之听会、侠溪，疏通少阳经络，清肝泻火。

（2）虚证。

【治则】益肾养窍。以足少阴、手太阳经穴为主。毫针补法，肾气虚可用小艾炷灸患处。

【主穴】太溪、照海、听宫、翳风、听会、肾俞、太溪、关元。

【配穴】肾气不足者，加气海；肝肾亏虚者，加肝俞。中气不足者，加脾俞、胃俞、气海。

【方义】肾开窍于耳，肾气和肾精的充足是耳之听聪的基础，耳鸣、耳聋之虚证责之于肾。太溪、照海可补益肾精、肾气；听宫为局部选穴，可疏通耳部经络气血；取手少阳经翳风、足少阳经听会，以疏利少阳经气；

取足少阴经原穴太溪，以填精补肾；取肾俞、关元以培补先天之本，调补肾经元气，促使精气上输于耳。

2．拔罐治疗

方法 1：①耳门、听宫、翳风、外关、肝俞；②听会、风池、三阴交、肾俞。分以上两组每次选一组。耳周诸穴用毫针针刺留针 20 分钟，余穴用三棱针点刺 2～3 下，吸拔留罐 10～15 分钟，至皮肤瘀血或拔出瘀血 1 毫升。每日 1 次，10 次为 1 个疗程。

方法 2：主穴胆俞、听宫、行间、外关。配穴太冲、丘墟、耳门、听会、翳风。先用三棱针在主穴、配穴上点刺放血 1～3 滴，在胆俞上拔罐 5 分钟，隔日 1 次，5 次为 1 个疗程。

方法 3：针罐法，取穴听宫、中渚。新病配听会、率谷、翳风、侠溪；久病配耳门、百会、肾俞、照海。先用毫针刺（新病用泻法，久病用补法），针后肾俞拔罐 10 分钟，每日一次，5 次为 1 个疗程。

方法 4：走罐法，取穴足太阳膀胱经的大杼至膀胱俞，督脉的大椎至腰俞，沿两条经脉来回推罐，至皮肤发红。耳门、翳风、中渚穴毫针针刺留针 20 分钟。

小贴士

注意事项：

（1）耳聋、耳鸣是临床上较为顽固的一种疾病，病因很多，针罐疗法对于神经性耳鸣、耳聋效果较好，但容易复发，需要坚持治疗，以固疗效。

（2）患者应注意休息，避免过度劳累和精神刺激。

治疗验方：

（1）将葵花子壳 15 克放入锅中，加水 1 杯煎煮取汁每日服 2 次。

（2）盐适量，炒热，装入布袋中，以耳枕之，袋凉则换，坚持数次，即可见效。

（3）猪皮、大葱各 60 ~ 90 克，同剁烂，加食盐，蒸熟后一次吃完，连吃 3 天。

（4）取二至丸适量，每次用开水吞服 10 克，每日 2 次，连用半个月为 1 个疗程。

（5）龙胆 10 克，泽泻 15 克，水煎服，每日 2 次。

（6）取石菖蒲 20 克，生甘草 10 克。先用冷水浸泡 1 小时，然后水煎，分 2 次服用，每日 1 剂，10 日为 1 个疗程。一般服用 1 ~ 2 个疗程后耳鸣症状能得到有效缓解。

（7）生地黄适量，截塞耳中。

（8）粗细适中的葱白切段，睡前塞入耳中。

七、慢性鼻炎

鼻炎指的是鼻腔黏膜和黏膜下组织的炎症（充血或者水肿）。鼻腔黏膜分泌的稀薄液体样物质称为鼻涕或者鼻腔分泌物，可帮助清除灰尘、细菌，以保持肺部的健康。通常情况下，混合细菌和灰尘的鼻涕吸至咽喉并最终进入胃内，因其分泌量很少，一般不会引起人们的注意。当鼻腔黏膜出现炎症时，鼻涕的分泌量增加，并可以因感染而变成黄色，流经咽喉时可以引起咳嗽，鼻涕量十分多时还可以经前鼻孔流出。故表现为鼻塞，流涕，打喷嚏，头痛，头昏等。

鼻炎的表现多种多样，可分为急性鼻炎和慢性鼻炎（包括慢性单纯性鼻炎、慢性肥厚性鼻炎）。此外，还有变态反应性鼻炎、萎缩性鼻炎、药物性鼻炎、季节性鼻炎等。

急性鼻炎俗称"伤风"或"感冒"，是鼻腔黏膜的急性炎症，主要表现为鼻塞和鼻涕增多（早期为清水样涕，后变为黏液脓性鼻涕），患者可有低热和全身不适。检查见鼻黏膜充血肿胀，有分泌物。以秋冬或冬春季之交多见，病程一般 7 ～ 14 日。本病为病毒（鼻病毒、腺病毒、流感和副流感病毒）感染引起，并常继发细菌感染。

慢性鼻炎由急性鼻炎发展而来，与合并细菌继发感染、治疗不彻底和反复发作有关，为鼻腔黏膜和黏膜下层的慢性炎症。轻者称为慢性单纯性鼻炎，重者称为慢性肥厚性鼻炎。主要症状为鼻塞（轻者为间歇性或交替性，重者为持续性），鼻分泌物增多。检查见鼻黏膜充血肿胀，鼻道有少量黏液性分泌物，严重的肥厚性鼻炎由于组织增生，黏膜表面凹凸不平，下鼻甲呈桑椹状变化，中鼻甲黏膜呈息肉样变。

变态反应性鼻炎俗称过敏性鼻炎，其主要症状是突然鼻痒、打喷嚏、流清涕、鼻塞，且反复发作。一年四季均犯病者叫常年性变态反应性鼻炎，仅在固定的季节中发作者叫季节性变态反应性鼻炎。前者主要由屋内灰尘、螨虫、霉菌及棉絮等引起，后者主要由花粉引起（故又称"花粉症"）。

急性鼻炎属中医学"伤风""鼻塞"范畴，认为因气候多变，寒热不调，或生活起居失慎，过度疲劳，致使正气虚弱，肺卫不固，风邪乘虚侵袭而致病。慢性鼻炎属中医学"鼻室"范畴，认为由伤风鼻塞反复发作和治疗不彻底，或因饥饱劳倦、体质虚弱致肺脾气虚，易受外邪侵袭，导致肺失清肃，升降失职，邪毒湿浊滞留鼻窍而发病。

风寒袭肺，郁而化热者，常伴有恶寒发热，头痛鼻塞，多涕，咳嗽痰多，舌质红，苔薄白，脉浮数；肝胆火盛者，多伴有经久不愈，反复发作，鼻塞流涕，涕多黄稠，气味腥臭难闻，头痛目眩，眉额胀痛，记忆力衰退，舌质红，苔黄，脉弦数。

1. 针刺治疗

【治则】清热宣肺、利鼻通窍。取手少阴、手阳明经穴为主。用泻法。

【主穴】列缺、合谷、迎香、上迎香（鼻通）、印堂。

【配穴】风热犯肺加少商；湿热阻窍加曲池、阴陵泉。

【方义】列缺宣肺气，祛风邪；合谷、迎香疏通阳明经经气，清泻肺热；印堂、上迎香（鼻通）属局部取穴，通鼻窍泻邪热。

2. 拔罐治疗

方法1：刺络拔罐法，分三组：①大椎、合谷；②肺俞、足三里；③风池、曲池。每次取一组，用三棱针点刺后加罐吸拔，留罐10～15分钟，每周2次，症状缓解后每周1次。

方法2：梅花针叩刺拔罐法。主穴大椎、肺俞、脾俞、足三里、膈俞；配穴迎香。主穴用梅花针叩刺后拔罐20分钟，配穴只用毫针针刺，不拔罐，不留针。隔日1次。

方法3：针刺拔罐法，取穴分三组：①印堂、迎香、口禾髎、风池、合谷、足三里、三阴交；②肺俞、脾俞、肾俞、命门；③神阙。先针刺第1组穴位，用平补平泻法，得气后，留针30分钟。起针后再针第2组穴位，得气后，用捻转补泻法，运针2～3分钟，留针30分钟。第3组穴位拔罐，患者仰卧位，暴露腹部，用闪火法，在神阙穴连拔3～5下，再留罐5分钟。每周3次，10次为1个疗程。

小贴士

（1）注意工作、生活环境的空气清净，避免接触灰尘及化学气体特别是有害气体。

（2）加强营养，加强锻炼，提高身体素质。通过运动，可使血液循环改善，鼻甲内的血流不至于阻滞。

（3）改掉挖鼻的不良习惯。及时矫正一切鼻腔的畸形。如鼻中隔偏曲等。

（4）慎用鼻黏膜收缩剂：甲唑啉（滴鼻净）、麻黄碱（麻黄素）、轻甲唑啉（必通）、呋麻滴鼻液等），尤其不要长期不间断使用。

八、鼻窦炎

鼻窦是头骨和面骨中围绕鼻腔周围的一些含气的空腔，包括上颌窦、额窦、筛窦和蝶窦。鼻窦炎是指细菌感染鼻窦黏膜引起的化脓性炎症，有急性和慢性之分。最常见的致病原因为鼻腔感染后继发鼻窦化脓性炎症。此外，变态反应、机械性阻塞及气压改变等均易诱发鼻窦炎，牙的感染可引起齿源性上颌窦炎。

本病属中医学"鼻渊"，又名"脑漏"，认为多因风邪外袭，寒闭腠理，肺气不和；或阳明经火上客鼻窍；或胆移热于脑；或风寒上扰，郁滞鼻窍所致。风寒袭肺，郁而化热者，常伴有恶寒发热，头痛鼻塞，多涕，咳嗽痰多，舌质红，苔薄白，脉浮数；肝胆火盛者，多伴有经久不愈，反复发作，鼻塞流涕，涕多黄稠，气味腥臭难闻，头痛目眩，眉额胀痛，记忆力衰退，舌质红，苔黄，脉弦数。

1. 针刺治疗

【治则】清热宣肺、利鼻通窍。取手少阴、手阳明经穴为主。用泻法。

【主穴】列缺、合谷、迎香、上迎香（鼻通）、印堂。

【配穴】风热犯肺加少商；湿热阻窍加曲池、阴陵泉。

【方义】列缺宣肺气，祛风邪；合谷、迎香疏通阳明经经气，清泻肺热；印堂、鼻通属局部取穴，通鼻窍泻邪热。

2. 拔罐治疗

方法：肺经郁热选风门、风池、合谷，先点刺诸穴，后吸拔 5 分钟，每日 1 次。胆腑郁热选风池、印堂、阳陵泉；脾经湿热选脾俞、中脘、公孙、阳陵泉；以上两型拔罐 5 分钟，日一次。肺气虚寒选肺俞、太渊、四白，先温灸诸穴，后吸拔 5 分钟，每日一次。脾气虚弱选脾俞、中脘、足三里、三阴交，吸拔 5 分钟，每日 1 次。

九、慢性咽炎

慢性咽炎是指慢性感染所引起的弥漫性咽部病变，多发生于成年人，常伴有其他上呼吸道疾病，急性咽炎反复发作，鼻炎、鼻窦炎的脓液刺激咽部，或鼻塞而张口呼吸，均可导致慢性咽炎的发生。慢性咽炎与吸烟有一定的关系，治疗应先从戒烟开始。

本病属中医学"喉痹"范畴，急性多因气候骤变，寒热失调，肺卫不固，致风热邪毒乘虚从口鼻而入侵喉核；或因过度吸烟饮酒等，致脾胃蕴热；或因外感风热失治，邪毒乘热内传肺胃，上灼喉核，发为本病。慢性咽炎多因风热乳蛾或温病之后余毒未清，邪热耗伤肺阴或因素体阴虚，加之劳倦过度，肾阴亏损，虚火上炎，蒸喉核，发为本病。本病可有如下证型。①肺阴不足：咽中不适，干燥微痛，干咳无痰，或痰少而黏，午后颧红，精神疲乏，手足心热，气短乏力，舌红而干、少苔，脉细数。②肾阴亏虚：咽中不适，干燥微痛，不喜多饮，腰膝酸软，虚烦失眠，头晕眼花，脉细数。③痰热互结：咽中不适，有痰黏附、色黄难咳，恶心欲呕，咽痛如梗，舌质偏红或有瘀斑瘀点、苔黄厚或腻，脉细滑数或细涩。

1. 针刺治疗

【治则】滋阴降火、清利咽喉，只针不灸，平补平泻。

【主穴】以手太阴、足少阴经腧穴为主，天突、列缺、照海、鱼际、太溪。

【方义】天突位于咽喉部，清利咽喉力强；列缺属手太阴肺经，系于咽喉；照海属足少阴肾经，循喉咙，二穴相配为八脉交会组穴，滋阴润肺利咽；鱼际属手太阴经清肺利咽，太溪为足少阴经原穴，养肾阴、降虚火。

【操作】天突先直刺 0.2 ～ 0.3 寸，然后竖起针柄，针尖沿胸骨后缘宜刺 1 ～ 1.5 寸，不宜针刺过深或向两旁斜刺；余穴均常规针刺，留针 20 分钟，行针时嘱患者配合作吞咽动作。

2．拔罐治疗

方法 1：先用三棱针点刺（加少商），挤出毒血 6 ～ 12 滴，至挤出的血液由紫红色变为淡红色为止。隔日 1 次，10 次为 1 个疗程。

方法 2：大椎，配穴定喘。先用三棱针点刺大椎深 1 ～ 2 分，在以大椎穴为中心拔罐 10 至 15 分钟，每日 1 次，3 日为 1 个疗程。

方法 3：梅花针叩刺后走罐法，颈椎及其两侧、第 1 ～ 3 胸椎两侧、肘至腕部之大肠经线上、足踝部之肾经线上。先在应拔罐部位用梅花针叩刺（依次从颈椎→胸椎→肘腕部→踝部）2 ～ 3 遍，再依次用走罐法至皮肤潮红，亦可任选数穴（在上述范围内）用留罐法留罐。隔日 1 次，10 次为 1 个疗程。

小贴士

如何预防慢性咽喉炎呢？

（1）加强教育，在急性期应及时选用抗病毒药及抗菌药物治疗，勿使其转为慢性。在慢性期抗菌药物一般是不需要的，不要听到"炎"字就一定要用抗生素。

（2）治疗鼻、口腔、下呼吸道疾病，包括病牙。

（3）勿饮烈性酒和吸烟，饮食时避免辛辣、酸等强烈调味品。

（4）改善工作生活环境，结合生产设备的改造，减少粉尘、有害气体的刺激。

（5）生活起居有常，劳逸结合。及时治疗各种慢性疾病，保持每天通便，清晨用淡盐水漱口或少量饮用（高血压、肾病患者勿饮盐开水）。

（6）教师、文艺工作者、售票员要注意正确的发音方法，演出前禁烟和冷饮。感冒和声哑时尤须注意，要静息少言。在青春变声期、妇女月经期和怀孕期，特别要防止用声过度。

（7）加强劳动防护，对生产过程中的有害气体、粉尘等须妥善处理。

（8）既病防变。

（9）慢性喉炎治疗不及时，最终可以导致失音，故必须抓紧时间早期治疗，平素宜适当减少发声，避免大声喊叫，这一点至关重要，否则虽积极治疗但也无济于事。

（10）适当控制用声。用声不当，用声过度，长期持续演讲和演唱对咽喉炎治疗不利。

（11）及早防治喉炎，是防治本病的关键。

（12）平日多吃蔬菜、水果，少吃辛辣油炸食物，戒除烟酒。

（13）室内湿度过低时，冬季烤火要放水壶湿化空气。生活要有规律，以防劳累耗伤气阴，引起虚火上炎。

十、牙痛

牙痛是指牙因各种原因引起的疼痛，为口腔疾患中常见的症状之一。主要症状表现为牙痛、咀嚼困难、遇冷热酸甜疼痛加重。无论是牙龈、牙周和牙质的疾病都可以引起牙痛。西医学认为，牙痛多由牙本身、牙周组织及牙周脓肿、牙周炎、急性化脓性上颌窦炎等引起。此外，神经系统疾病，如三叉神经痛常以牙痛为主诉。

本病属中医学"齿痛""牙痛"范畴，多因风热邪毒留滞脉络，或肾火循经上扰，肾阴不足，虚火上扰而致。亦有过敏或过食甘酸之物，口齿不洁，垢秽蚀齿而牙痛。牙痛甚烈，兼有口臭、口渴、便秘、脉洪等症，为阳明火邪；痛甚而龈肿，兼形寒身热，脉浮数等症者，为风火牙痛；隐隐作痛，时作时止，口不臭，脉细或齿浮动者，属肾虚牙痛。

【辨证】

本病以牙疼痛为主要临床表现。若症见压痛剧烈，牙龈肿痛，遇冷则舒，心烦口苦，小便黄赤，大便秘结，舌红苔黄，脉洪数者为胃火牙痛；伴有头痛，身热恶寒，咽痛，脉浮数者为风火牙痛；症见压痛隐隐，时轻时重，或日轻夜重，并伴有神疲体倦，咽干口淡，舌红，脉细数者为阴虚牙痛。

1．针刺治疗

（1）风火牙痛。

【治则】祛风泻火，通络止痛。以手、足阳明经穴为主。用泻法。

【主穴】合谷、颊车、下关、外关、风池。

【方义】合谷为远端取穴，可疏通阳明经络，并兼有祛风作用，为治疗牙痛的要穴；风池、外关疏散表邪；下关、颊车疏通足阳明经气血。

（2）胃火牙痛。

【治则】清泻胃火。以手足阳明经穴为主。用泻法。

【主穴】合谷、颊车、下关、内庭、劳宫。

【方义】内庭清泻胃火；劳宫清泻心火。

（3）阴虚牙痛。

【治则】滋阴降火。平补平泻法。

【主穴】合谷、太冲（平泻）、太溪（平补）、行间。

【方义】太溪滋肾阴，制相火；肾阴亏虚，每致木火上升，故泻肝经荥穴行间，有滋水涵木之意；刺太冲泻肝火。

2．拔罐治疗

方法 1：刺络拔罐法，风火证选风池、大椎。胃火证选胃俞、颊车、下关、支沟、承山。肾虚证选肾俞、志室、颊车、下关。先用针点刺上穴，后吸拔诸穴 5 ～ 10 分钟。每日 1 次。

方法 2：颊车、内庭用三棱针点刺，颊车吸拔 15 分钟，以出血为度。大杼、胃俞拔罐 20 分钟。每日 1 次，5 次为 1 个疗程。

方法 3：刺血拔罐法，胃俞、大椎、合谷、内庭、行间、颊车、下关。每穴用三棱针点刺 2 ～ 3 下至出血（尽量点刺皮肤浅静脉怒张处），胃俞、大椎、颊车、下关吸拔 10 ～ 15 分钟，至皮肤出现紫红色瘀血或拔出毒血 1 ～ 5 毫升，至皮肤穴位不再出血为度。隔日 1 次，6 次为 1 个疗程。

方法 4：梅花针叩刺后拔罐法，压痛点（患部阿是穴）、颊车（健侧）、合谷（健侧）。风火证配曲池、大椎；胃火证配内庭、胃俞；肾虚证配太溪、肾俞。内庭、太溪叩刺出血不拔罐。其余穴位适当叩刺留罐 10 ～ 20 分钟，每日 1 次。